河南中医药大学中医基石学科教育教学研究资助项目

《脾胃论》白话解

程传浩 著

河南科学技术出版社
· 郑州 ·

图书在版编目（CIP）数据

《脾胃论》白话解 / 程传浩著 . —郑州 : 河南科学技术出版社，2019.9
（2021.4 重印）
ISBN 978-7-5349-9608-5

Ⅰ . ①脾… Ⅱ . ①程… Ⅲ . ①脾胃学说 ②《脾胃论》–译文
Ⅳ . ① R256.3

中国版本图书馆 CIP 数据核字（2019）第 146812 号

出版发行：河南科学技术出版社
　　　　　地址：郑州市郑东新区祥盛街 27 号　　邮编：450016
　　　　　电话：（0371）65788613　65788629
　　　　　网址：www.hnstp.cn
责任编辑：邓　为
责任校对：崔春娟
封面设计：中文天地
责任印制：朱　飞

扫码听书

印　　刷：河南省环发印务有限公司
经　　销：全国新华书店
开　　本：850mm×1168mm　1/32　　印张：9.5　　字数：170 千字
版　　次：2019 年 9 月第 1 版　　2021 年 4 月第 6 次印刷
定　　价：35.00 元

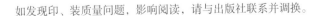

内容提要

　　《脾胃论》为金元时期著名医学家李杲所著。李杲（1180—1251），字明之，号东垣老人，曾从著名医学家张元素学医。《脾胃论》成书于李东垣晚年，是东垣的代表著作，强调"人以胃气为本"，"脾胃内伤，百病由生"，也是补土派的代表性著作。先哲赞曰："东垣先生之方，医门之王道也。"可见后人对其学术思想的认识和推崇。

　　"内伤法东垣，外感用仲景"，然因医学背景与今日不同，《脾胃论》一书之行文、用药与今有异，故晦涩难通，学习时多有费解之处，难以登堂而入其室。为方便读者学习，本书对《脾胃论》进行了解读，以白话对原文进行语译，对难点进行释疑，辅以大量表格、图示，将晦涩之文字化为一目了然之图表。尤其是本书依据五行、六气、升降浮沉的整体观，首创"方阵图"，以药物在方阵中的"点位"对《脾胃论》方剂进行表达，为中医方解之首创，可使用药更加直观。本书适合中医临床工作者、中医院校学生及中医爱好者学习参考。

体 例

本书对《脾胃论》作了校注、语释、方解、释疑、汇整等工作,为方便读者理解、掌握《脾胃论》的学术思想,本书首次采用"方阵图"对方剂进行图解,也首次采用图表的方式对相关内容进行汇整、分析。

本次校注主要对原本进行标点、校勘、注释。以《古今医统正脉全书》为底本,以《东垣十书》《四库全书》《济生拔萃》为参校本。语译主要是将原书的文言文转化为现代白话文,以直译为主,意译为辅。校勘、注释、语译体例及原则如下。

1. 采用现代标点方法,对原书进行标点。并根据内容层次关系适当分段,力求文意通达,便于阅读。

2. 凡原书中繁体字、异体字、俗字,径改为规范简体字。

3. 凡原书中字形属一般笔画之误,如"日""曰","己""巳","未""末"等混淆者,以及缺笔字,均直接改正,不再出校记。

4. 底本中可以确定的讹字,据校本或他校资料删改,并出校记;底本中可以确定的衍文、脱文,据校本或他校资料删补,并出校记。

5. 因本书由竖排改横排,原书"右""左"表示前后文关系者,径改为"上""下"。

6. 原书目录与正文不尽一致,今两者前后对照而重新整理,不出校记。另为便于阅读、掌握篇章关系,每篇增加中文序号。

7. 对难字、生僻字词加以注释;同一字词因同义而在文中反复出现者,一般只在首见处出注。

8. 原书所引《内经》等文献,若有删节,文字有出入,与原书比较不失原意者，不出校记，以保持原貌，同时注释其出处；所引用《内经》《伤寒论》等文字中生僻、晦涩字词，不再出注。

9. 语译时以直译为主，难以直译者则适当意译；有言不达意，或把握不准者，当以原文为准。

10. 对一些因医学背景而难以直译者，则附"释疑"，另作阐释。

11. 对方剂解释时（方解），用量和煎煮方法一般不做语译，但是对其加减、方后调理仍做语译。

12. 对于方解，一般不按君臣佐使进行分析，只以治法为指导，对药物进行分类释读。

13. 本书首次以五行、升降浮沉为依据，创立"方阵图"，以药物在方阵中的点位对方剂进行阐释，为中医界方解之首创，可使方药更加直观。若构成简单者，不再作图解。

14. 本书方阵图药物点位以《医学启源》中"药类法象""法象余品"为依据，同时参考现代中药学认识。因古今对药性认识不同、病症及用药模型不同，因而所绘方阵图仅作参考。

15. 为方便学习，将书中类似方剂以表格方式进行汇总与比较，以从整体上理解李氏用方的思路。

由于笔者才疏学浅，水平有限，可能存在不少错误与疏漏，请读者在阅读过程中提出宝贵意见。

编者

2018 年 11 月

导 读

　　李杲（1180—1251），字明之，号东垣老人，世居河北真定（今河北正定），家世富豪。少攻儒业，不与纨绔为伍。20岁时，因母病逝，遂立志习医，求学于易水张元素（洁古老人），不五年而尽得其传。因生活于金元之际，战火频仍，李氏多奔波避乱于河北、山东、河南一带。64岁时，时局稳定，遂返回河北真定，于老迈多病之际，著书授徒，整理《内外伤辨惑论》《脾胃论》等书，阐发脾胃理论，对后世中医学的发展产生了深刻的影响，这些著作是中医学术发展史上必不可缺之一环。

一、李氏主要学术思想

1. 五运六气的医学背景

　　李氏《脾胃论》，与其师易水张元素、河间刘完素的学术有继承关系，也与当时五运六气盛行的医学背景密不可分。宋代政府编著的《圣济总录》，在前两卷绘制了六十年运气图，以指导医生诊病处方，对医界影响极大。刘完素、张元素将五运六气用于脏腑辨证，以五运六气释病机，以五运六气定病证方药，其言论多干支甲子、生克胜复，与今日之中医多有不同。

　　李氏上承宋代医学，重视五运六气，受刘、张之影响为大。《脾胃论》一书中，广采博引，其引言遍及《素问》运气七篇。言脏腑时多曰"甲胆""丙小肠""庚大肠""壬膀胱"，是以天干之时空代码为脏腑之代名词。言生理则曰"脏气法时"，论病机则云气运衰旺胜复，用药则法象四时升浮降沉，处方则补泻随时，五运六气的色彩极为浓厚。

当代中医乃明清温补学派、温病学派之余绪，而与金元时期五运六气之医学背景多有不同，因而四大家之书，从今观之多有费解之处。因此，要全面系统理解《脾胃论》，读懂《脾胃论》，要了解古今医学背景、医学理论之差异，明晓五运六气对金元医学之影响。

2.脏气法时的生理模型及理法方药的具体化

国人认知事物之思维方式，多先立"模型"，从整体把握，即所谓"整体观"。《内经》多以天地四时的阴阳变化为系统模型，以此来定义人体五脏的功能，即"藏象学说"。《素问》中"脏气法时论""阴阳应象大论"两篇，其天地阴阳升降的思想，"法四时五行而治"，是易水学派诊治用药的理论渊薮，并形成一套完整的理法方药体系，在张元素《医学启源》、李东垣《医学发明》、王好古《汤液本草》中均有阐发。

在《兰室秘藏》中，李氏曾说"夫圣人治病,必本四时升降浮沉之理"，"天地之气,以升降浮沉,乃从四时,如治病不可逆之"。李氏立足脾胃，在《内经》基础上，创立了以"脾胃水谷代谢"为核心的"四时"升浮降沉运动模型，以此剖析生理、病理，建立诊治、方药体系。

此体系的关键，在于将水谷代谢、营卫生化的过程纳入天地四时的气机升降，而非传统意义上五脏气机的肝升肺降之类。如《脾胃论》云："胃为水谷之海,饮食入胃,而精气先输脾归肺,上行春夏之令,以滋养周身,乃清气为天者也;升已而下输膀胱,行冬之令,为传化糟粕,转味而出,乃浊阴为地者也。"

病理上，"损伤脾胃，真气下溜，或下泄而久不能升，是有秋冬而无春夏，乃生长之用陷于殒杀之气，而百病皆起；或久升而不降亦病焉"。此处的春夏之升浮，秋冬之沉降，是紧扣脾胃代谢水谷而论，多强调脾胃阳气之升浮，重视春夏生长之气。因此，"春生夏长，皆从胃中出也，故动止饮食，各得其所，必清必净，不令损胃之元气，下乘肾肝，及行秋冬殒杀之令，则亦合于天数耳"。

在四时阴阳升降中，李氏提出了"阳分""阴分"的重要概念。《易》曰"两仪生四象"，即天地（乾坤）之气交。天地气交在人则为清浊之气皆从脾胃出，荣气荣养周身，糟粕下行，乃水谷之气味化之也。因为气机的升降出入，首先要有空间的设定，周易称之为"天地"或"乾坤"。在上在外为天、为阳，即"阳分"，在人体为皮毛、四肢、头面诸窍、六腑；在内、在下为阴，即"阴分"，在人体为血脉、为下焦、为五脏。

饮食入胃后，水谷精微先升浮于阳分，升极而降，再沉降入阴分。李氏引《内经》"清阳为天""清阳出上窍""清阳发腠理""清阳实四肢"以说明水谷之精气走阳分之理。以"浊阴为地""浊阴出下窍""浊阴走五脏""浊阴归六腑"说明浊阴之走向。由于重点是水谷之代谢，故而偏重于清阳之上升而略于论述浊阴之沉降。

在以上模型中，李氏创益气升阳举陷与敛聚沉降之法。升阳之方李氏共有十七首，代表方剂为补中益气汤、升阳举陷汤等。敛聚沉降之法，如"或久升而不降亦病焉"，虽无过多论述，然在用方配伍时多有体现，多用白芍、五味子、乌梅、麦冬、黄柏、黄芩、黄连等药，配以升阳益气之法，以救治阴火、暑热、湿热上乘、水津不降而肺金亏虚、肾水乏源者，李氏治痿多用此法，为朱丹溪的相火论及滋阴学说奠定了基础。

3. 创立脾胃学说

《脾胃论》的核心乃是在生理病理、诊断治疗上强调脾胃的核心地位。在《内经》《难经》《脉经》及张仲景《伤寒杂病论》中已有相关的学术思想，李氏结合自己的临床经验，加以提炼发挥而有所开创。如《内经》"脾者土也，治中央，常以四时长四藏"，"有胃气则生，无胃气则死"，李氏又于卷末专列一篇"仲景引内经所说脾胃"，反复引用经典，以圣人之言论证脾胃的重要性。

"脾禀气于胃，而浇灌四旁，荣养气血者也"，"脾受胃禀，乃能熏蒸腐熟五谷者也"，这是脾胃的生理功能，腐熟水谷，产生气津液、宗气、卫气、营气，而荣养五脏，布散全身。在脾胃水谷代谢中，李氏尤其重视阳气的升浮。

病因上，李氏认为饮食可伤胃气，劳倦而伤脾气，五志过极可助心火而乘脾土。"元气之充足，皆由脾胃之气无所伤，而后能滋养元气。若胃气之本弱，饮食自倍，则脾胃之气既伤，而元气亦不能充，而诸病之所由生也"。脾胃一虚，则水谷之清阳不能生长，六腑无所禀受，精微不能传之于五脏，诸病由生。

李氏又从五行生克角度论述了"脾胃一伤，五乱互作"的几种病理及诊治。根据《素问·六节藏象论》中"至而不至，此谓不及，则所胜妄行，而所生受病，所不胜薄之也"的理论，提出"心之脾胃病""肺之脾胃病""肝之脾胃病""肾之脾胃病"等五脏病的症状特点及其因机证治，"其治肝、心、肺、肾，有余不足，或补或泻，惟益脾胃之药为切"，探讨了脾胃与其余四脏生理病理的相关性。

同时，李氏对四肢、九窍之病也从脾胃角度进行了论述，《脾胃论》专列一篇"脾胃虚则九窍不通论"以论九窍之病，"五脏之气,上通九窍。五脏禀受气于六腑,六腑受气于胃","耳痛耳鸣,九窍不利,肠胃之所生也",论述了胃虚则清阳不能滋养九窍而病的机制。

整体而言,李氏不但论述了脾胃本身之病证,如食伤、酒病、饮病等,还从脾胃角度分析了内伤发热、五脏病、九窍病、自汗、痿证、暑证等病,创立了一系列有效方剂,对后世温补学派产生了重大影响,至今仍指导着临床工作。

4.阴火学说的主要内容

"阴火"学说是东垣的独创,其准确内涵至今仍极具争议。与"阴火"对应的是"元气",即李氏所云"火与元气不两立,一胜则一负"。

元气,又名真气,先天真气要靠后天胃气之滋养,有时又与胃气相混,如《脾胃论》中说:"真气又名元气,乃先身生之精气也,非胃气不能滋之。胃气者,谷气也,荣气也,运气也,生气也,清气也,卫气也,阳气也。又天气、人气、地气,乃三焦之气。分而言之则异,其实一也,不当作异名异论而观之。"

《脾胃论》云:"故夫饮食失节,寒温不适,脾胃乃伤。此因喜怒忧恐,损伤元气,资助心火。火与元气不两立,火胜则乘其土位,此所以病也。"又云:"脾胃既虚,不能升浮,为阴火伤其生发之气。"论述了"阴火"在脾胃病中的作用。因此阴火的产生,与脾胃亏虚、清阳不升有关,又与情志有关。反过来阴火又能乘克脾胃。

因此,阴火是与元气有相反作用的病理因素。《内经》指出:"壮火食气,气食少火,壮火散气,少火生气。"因此李氏认为"火与气,势不两立",阴火愈炽,元气将愈被伤耗,是为"元气之贼"。

阴火之本质，《脾胃论》说："既脾胃气衰，元气不足，而心火独盛。心火者，阴火也，起于下焦，其系于心。心不主令，相火代之。相火，下焦胞络之火，元气之贼也。火与元气不两立，一胜则一负。脾胃气虚，则下流于肾，阴火得以乘其土位。"此处即言阴火与心、肝、肾有关。《脾胃论》又言"乃肾间受脾胃下流之湿气，闭塞其下，致阴火上冲，作蒸蒸而躁热"，又言"肾间阴火沸腾"，"是下元阴火蒸蒸发也"，"膀胱主寒，肾为阴火"，则阴火实起于下焦，借冲脉而上，源于肾，发于肝，显于心，伤乎脾、肺。

此外，李氏引用《内经》"阴虚生内热"之说，"有所劳倦，形气衰少，谷气不盛、上焦不行、下脘不通、胃气热、热气熏胸中、故内热"。此处之阴火，又为脾胃虚弱情况下"郁而化热"之病机所产生。

有学者统计发现，"阴火"在《脾胃论》《内外伤辨惑论》《兰室秘藏》《医学发明》等著作中共出现40余处。其中，明确指出"阴火"为肾火者5处，为脾火者3处，为心火者2处，为肝火、肺火、胃火者各1处，为经脉之火者6处，为五志化火者2处，为实火者1处，为虚火者6处。此论可为参考。

在治疗上，阴火用药多用黄芪、人参、甘草诸药，李氏称之为"除湿热烦热之圣药"，即后世所谓"甘温除热"，以补中益气汤为代表。然而李氏泻阴火之法尚有苦寒、甘寒、升清、行滞之法。如"借用大寒之气于甘味中，故曰甘寒泻热火也"；"暑月阳盛，则于正药中加青皮、陈皮、益智、黄柏，散寒气、泻阴火之上逆"；"如腹中气上逆者，是冲脉逆也，加黄柏（三分）、黄连（一分半）以泄之"；"如时头热躁，是下元阴火蒸蒸发也，加真生地黄（二分）、黄柏（三分），无此证则去之"；"先于地中升举阳气，次泻阴火，乃导气同精之法"。

5. 李氏用方、用药的特点与渊源

若言及《脾胃论》，我们大多先想到补中益气汤，本方为补中益气、升阳举陷之代表方。补中之类，尚有升阳益胃汤、调中益气汤、补脾胃泻阴火升阳汤、清暑益气汤等方。升阳方面，则有补脾胃泻阴火升阳汤、升阳除湿防风汤、升阳汤、升阳除湿汤等方，若及李氏其他著作，冠以"升阳"者有十七方之多。

然李氏治脾胃病，非只补中益气、升阳一个思路，这是我们全面掌握李氏用方所要注意的一点。李氏言"予平昔调理脾胃虚弱，于此五药中加减"，这五方分别是平胃散、黄芪建中汤、四物汤、四君子汤、五苓散。李氏非常重视此五方，有此五方加减之专篇，更有"加减平胃散"之专论。

在治胃病方面，李氏则从有形食伤、无形饮伤而立论。有形之食伤，多以枳术丸为主，变化而为橘皮枳术丸、半夏枳术丸、木香干姜枳术丸、木香人参生姜枳术丸、和中丸等方。伤于硬物生冷及积滞诸证则以三棱消积丸、备急丸、神保丸、雄黄圣饼子等方剂。无形之饮伤，以五苓散为主，重者用蠲饮枳实丸；酒伤则强调发汗利小便，创葛花解酲汤。诸食伤、饮伤同见者，以感应丸、神应丸等方主之。

从脾胃而论五脏之病，在"脾胃胜衰论"一篇中，李氏从《内经》"至而不至，是为不及，所胜妄行，所生受病，所不胜乘之也"一论，立六方证治，这些方不但有甘温补气、辛散升阳之品，也有苦寒清热之类，也有大辛大热姜附诸药，酸敛收降之法。由此可见李氏立法处方之灵活。

李氏用药，多从其师张元素《医学启源》而来，以五运六气之主病而选药，如《医学启源》中有"五运主病""六气方治"专篇。用药以《素问》气味厚薄、升降浮沉为法，加以五行五味之生克，立药类法象，"风升生""热浮长""湿化成""燥降收""寒沉藏"，将常用药物分入五运六气之中，以符合"脏气法时"的生理模型。

6. 李氏在中医学术发展中的地位

李氏《脾胃论》及其他著作，在中医学发展、演变中有承前启后之作用，是中医学术演进中不可或缺的一环。

李氏开创了医学理论研究的风气。自《内经》《难经》以后，多讲究方药之实用性，即使如巢元方、孙思邈之博学明哲之士亦不能例外，中医理论研究多无大的突破。而陈无择、钱乙、刘完素、张元素诸人间有创见，而不能如李东垣般立论鲜明，旁征博引，自有统绪。自李氏后，理论研究受到重视，丹溪学派、温补学派、温病学派、伤寒学派兴起，援理学思辨、道教丹道入医，相火、命门学说得以辩论，各家著作汗牛充栋，中医理论至此而愈加完备。以此观之，东垣之开风气之先，功不可没。

李氏脾胃学说，完善了藏象学说和脏腑辨证体系，以"脏气法时"为核心理念，实现了从宋以来五运六气到"脏气法时"的脏腑辨证的转变。李氏不仅是温补学派之鼻祖，其脾胃学说也开黄元御一气周流学说之先河，为中医脾胃学说奠定了坚实的基础。其用药方面开创的"用药法象"、升降浮沉、归经理论更是中药学研究的一大突破，至今仍然为中医界所沿用。

二、学习李氏《脾胃论》注意的事项

（1）要注意医学背景的不同。理解《脾胃论》，要注意五运六气学说的医学语境，这与今日医学侧重脏腑辨证有所不同。

（2）李氏用方非但温补升阳，也重视气机、湿热之沉降，更有寒凉清泻，攻逐之法。《脾胃论》云"今所立方中，有辛甘温药者，非独用也；复有甘苦大寒之剂，亦非独用也"。

（3）李氏清降法之法，理论上缘自阴阳"升极而降"，用药从肺肾入手，多用酸敛之五味子、白芍、生脉饮，以及芩、连、柏等苦寒坚肾之药。

（4）李氏未虽有脾与胃区别的论述，但往往混同言之，主张"胃者，十二经之源，水谷之海也"。这与后世脾主升、胃主降似有差异。换言之，李氏之体系中，不但脾主升，胃亦主升，非但降浊，"胃气和平，荣气上升，始生温热"。而淡渗、攻下、导滞之药，往往归之于肺、肾之降沉。

三、关于方阵图的说明

"内伤法东垣，外感用仲景"，我们都知道李东垣《脾胃论》一书的学术及临床价值，皆欲孜孜以读，然因其医学背景与今日不同，其行文论证、用药与今有异，故晦涩难通，多有费解之处，往往令人望而生畏，废卷而叹。本书以大量表格、图示方式，将晦涩之文字化为一目了然之图表。

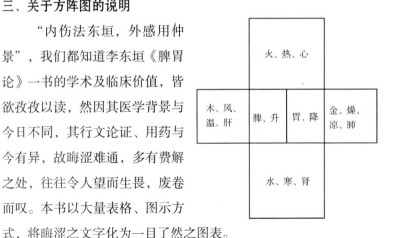

本书首次采用"方阵图"对方剂进行图解。依据五行、六气、升降浮沉的整体观，创立方阵图，以药物在方阵中的点位对方剂进行阐释，此法为中医界方解之首创，可使用药更加直观。其图以左升右降、火上水下、脾升胃降为主要内容。

物之初生，其形必丑，每方中药物在方阵模型中，位置时有不同，如陈皮，有时在肺金位，有时在胃位；茯苓有时在肺金位，有时在肾水位，黄柏有时在肺金、心火位，有时在肾水位。因古今对药性认识不同，病证及用药模型不同，药理既要以现代中药学理认为主，又要照顾李氏用药之原意，因此"方阵图"参考了《医学启源》中"药类法象""法象余品"。为方便理解，现将"药类法象"附表如下。

热浮长

黑附子、干姜、良姜、肉桂、桂枝、草豆蔻、川椒、吴茱萸、茴香、玄胡索、砂仁、红兰花、神曲

风升生	**湿化成**			燥降收
防风、羌活、升麻、柴胡、葛根、细辛、白芷、鼠粘子、藁本、川芎、蔓荆子、秦艽、天麻、麻黄、荆芥、薄荷、前胡	黄芪、人参、甘草、白术、当归、阿胶	半夏、苍耳、橘皮、青皮、藿香、大麦芽、槟榔、广莪术、三棱、诃子、桃仁、杏仁、紫草、苏木	茯苓、泽泻、猪苓、滑石、瞿麦、车前子、木通、灯草、通草、枳壳、枳实	五味子、白芍、白皮、门冬、门冬、角、乌梅皮、地骨皮　桑、天麦、犀、麦、乌、丹、琥珀

大黄、黄柏、黄芩、黄连、石膏、龙胆草、生地、知母、汉防己、茵陈蒿、朴硝、瓜蒌根、牡蛎、玄参、川楝子、香豉、地榆、栀子

寒沉藏

序

天之邪气，感则害人五脏，八风之中人之高者也；水谷之寒热，感则害人六腑，谓水谷入胃，其精气上注于肺，浊溜于肠胃，饮食不节而病者也；地之湿气，感则害人皮肤筋脉，必从足始者也。《内经》说百病皆由上中下三者，及论形气两虚，即不及天地之邪，乃知脾胃不足，为百病之始，有余不足，世医不能辨之者，盖已久矣。往者，遭壬辰之变①，五六十日之间，为饮食劳倦所伤而殁者，将百万人，皆谓由伤寒而殁，后见明之②辨内外伤及饮食劳倦伤一论，而后知世医之误。学术不明，误人乃如此，可不大哀耶！明之既著论矣，且惧俗蔽不可以猝悟也，故又著《脾胃论》叮咛之。上发二书之微，下祛千载之惑，此书果行，壬辰药祸，当无从而作。仁人之言，其意博哉！

己酉七月望日遗山元好问序

---

① 壬辰之变：公元 1232 年，蒙古军队围攻汴京（今河南开封）。
② 明之：即李杲，字明之。

目录

卷 上 ⋯⋯⋯⋯⋯⋯⋯⋯⋯⋯⋯⋯⋯⋯ 1

一、脾胃虚实传变论 ⋯⋯⋯⋯⋯⋯⋯⋯⋯ 1

二、脏气法时升降浮沉补泻图说 ⋯⋯⋯ 14

三、脾胃胜衰论 ⋯⋯⋯⋯⋯⋯⋯⋯⋯⋯⋯ 19

  补脾胃泻阴火升阳汤 ⋯⋯⋯⋯⋯⋯ 56

四、肺之脾胃虚论 ⋯⋯⋯⋯⋯⋯⋯⋯⋯⋯ 59

  升阳益胃汤 ⋯⋯⋯⋯⋯⋯⋯⋯⋯⋯ 59

五、君臣佐使法 ⋯⋯⋯⋯⋯⋯⋯⋯⋯⋯⋯ 62

六、分经随病制方 ⋯⋯⋯⋯⋯⋯⋯⋯⋯⋯ 71

  通气防风汤 ⋯⋯⋯⋯⋯⋯⋯⋯⋯⋯ 71

  羌活胜湿汤 ⋯⋯⋯⋯⋯⋯⋯⋯⋯⋯ 73

七、用药宜禁论 ⋯⋯⋯⋯⋯⋯⋯⋯⋯⋯⋯ 78

八、仲景、《内经》所说脾胃 ⋯⋯⋯⋯ 84

卷 中 ⋯⋯⋯⋯⋯⋯⋯⋯⋯⋯⋯⋯⋯⋯ 93

一、气运衰旺图说 ⋯⋯⋯⋯⋯⋯⋯⋯⋯⋯ 93

二、饮食劳倦所伤始为热中论 ⋯⋯⋯⋯ 98

  补中益气汤 ⋯⋯⋯⋯⋯⋯⋯⋯⋯ 101

三、脾胃虚弱随时为病随病制方 ⋯⋯ 111

  黄芪人参汤 ⋯⋯⋯⋯⋯⋯⋯⋯⋯ 112

  除风湿羌活汤 ⋯⋯⋯⋯⋯⋯⋯⋯ 123

  调中益气汤 ⋯⋯⋯⋯⋯⋯⋯⋯⋯ 124

四、长夏湿热胃困尤甚用清暑益气汤论 ⋯⋯⋯ 131

  清暑益气汤 ⋯⋯⋯⋯⋯⋯⋯⋯⋯ 133

五、随时加减用药法 ························· 140

六、肠澼下血论 ···························· 149

    凉血地黄汤 ························· 149

    升阳除湿防风汤 ················· 152

七、脾胃虚不可妄用吐药论 ············· 154

八、安养心神调治脾胃论 ··············· 158

九、凡治病当问其所便 ·················· 160

十、胃气下溜五脏气皆乱其为病互相出见论 ··· 162

十一、阴病治阳阳病治阴 ··············· 169

十二、三焦元气衰旺 ····················· 174

卷　下 ··································· 175

一、大肠小肠五脏皆属于胃，胃虚则俱病论··· 175

二、脾胃虚则九窍不通论 ··············· 178

三、胃虚脏腑经络皆无所受气而俱病论 ········ 183

四、胃虚元气不足诸病所生论 ·········· 189

五、忽肥忽瘦论 ·························· 191

六、天地阴阳生杀之理在升降浮沉之间论 ····· 193

七、阴阳寿夭论 ·························· 197

八、五脏之气交变论 ····················· 200

九、阴阳升降论 ·························· 202

十、调理脾胃治验 ······················· 206

    治法用药若不明升降浮沉差互反损论 ········· 206

    清神益气汤 ························· 209

    半夏白术天麻汤 ················· 212

    人参芍药汤 ························· 214

    麻黄人参芍药汤 ················· 215

    升阳散火汤 ························· 216

    安胃汤 ······························· 217

    清胃散 ······························· 218

清阳汤 ································ 220

胃风汤 ································ 221

十一、阳明病湿胜自汗论 ·············· **223**

调卫汤 ································ 224

十二、湿热成痿肺金受邪论 ············ **226**

清燥汤 ································ 226

助阳和血补气汤 ······················ 227

升阳汤 ································ 228

升阳除湿汤 ·························· 229

益胃汤 ································ 230

生姜和中汤 ·························· 231

强胃汤 ································ 232

温胃汤 ································ 233

和中丸 ································ 234

藿香安胃散 ·························· 235

异功散 ································ 235

十三、饮食伤脾论 ···················· **237**

五苓散 ································ 238

论饮酒过伤 ·························· 239

葛花解醒汤 ·························· 240

枳术丸 ································ 241

橘皮枳术丸 ·························· 241

半夏枳术丸 ·························· 242

木香干姜枳术丸 ······················ 243

木香人参生姜枳术丸 ·················· 243

和中丸 ································ 244

交泰丸 ································ 245

三棱消积丸 ·························· 246

备急丸 ································ 247

神保丸 ································ 248

雄黄圣饼子 ·········· 249

蠲饮枳实丸 ·········· 250

感应丸 ·········· 250

神应丸 ·········· 252

白术安胃散 ·········· 253

圣饼子 ·········· 253

当归和血散 ·········· 255

诃梨勒丸 ·········· 255

十四、脾胃损在调饮食适寒温 ·········· **257**

胃风汤 ·········· 258

三黄丸 ·········· 259

白术散 ·········· 260

加减平胃散 ·········· 261

散滞气汤 ·········· 262

通幽汤 ·········· 263

润肠丸 ·········· 264

导气除燥汤 ·········· 265

丁香茱萸汤 ·········· 265

草豆蔻丸 ·········· 266

神圣复气汤 ·········· 269

十五、脾胃将理法 ·········· **272**

十六、摄养 ·········· **275**

十七、远欲 ·········· **278**

十八、省言箴 ·········· **280**

后序 ·········· 281

一、脾胃虚实传变论

《五脏别论》云："胃、大肠、小肠、三焦、膀胱，此五者，天气之所生也。其气象天，故泻而不藏，此受五脏浊气，名曰传化之府，此不能久留，输泻者也。"

"所谓五脏者，藏精气而不泻也，故满而不能实；六腑者，传化物而不藏，故实而不能满。所以然者，水谷入口，则胃实而肠虚，食下，则肠实而胃虚，故曰实而不满，满而不实也。"

【语译】

《素问·五藏别论》认为，人体的胃、大肠、小肠、三焦、膀胱，这五者都是天气所生，气机的运行也取法于天，就像上天布散、下降雨露一样"泻而不藏"。它们运化食物，一方面将糟粕排出体外，同时又将营养中的厚重部分给予五脏，命名为"传化之府"。"传化之府"的意思是食物、营养、糟粕在此五腑中不能久留，很快就被转输或排泄。

五脏的特点是藏纳精气，而不具有承纳食物的功能，因此五脏可以保持精气充满盈足，却不能被食物、糟粕填实。

六腑虽然承纳食物、排泄糟粕、转输营养，却不能保持填满充实的状态。这是因为食物入口后，先入胃中，胃中充满而肠道应该是空虚的，食物进入肠道后，胃中应是空虚的。五脏和六腑的这种特点分别被称为"满而不实""实而不满"。

【阐发】

脏和腑，《内经》同时作"藏"和"府"。"藏"读"zàng"，表示储存大量珍贵物品的地方。"府"即府库、仓库，储藏的物品有进有出。《内经》用"藏"和"府"来比喻人体两类器官的功能。

"此受五脏浊气"中的"受"，一些医家将其解释为"接受"，即五腑接受五脏的浊气。然结合文义中五腑"泻而不藏"的特点，"受"当作"授"，即五腑将食物中的浊气传授转送于五脏。此处的浊气，应作营养物质中厚浊的成分讲。《素问·阴阳应象大论》中"清阳发腠理，浊阴走五藏"中的"清阳""浊阴"均当指营养物质的不同成分。又如《素问·经脉别论》中"浊气归心"，《灵枢·阴阳清浊》篇中"胃之清气，上出于口，肺之浊气，下注于经，内积于海"的"浊气"均当指营养物质中厚重的部分。

《阴阳应象大论》云："谷气通于脾。六经为川，肠胃为海，九窍为水注之气。"九窍者，五脏主之。五脏皆得胃气，乃能通利。

《通评虚实论》云："头痛耳鸣，九窍不利，肠胃之所生也。"胃气一虚，耳目口鼻，俱为之病。

【语译】

《素问·阴阳应象大论》指出，食物的转化由脾所主持。六经就像河流一样输送营养流动不息，胃肠就像大海一样包容承纳水谷，九窍就是人体精气所聚集的地方。因此，九窍虽然分别由五脏所主，但是五脏首先要得到胃气的充养，方能使所主的九窍通利而功能正常。

《素问·通评虚实论》指出，诸如头痛、耳鸣等九窍不通利的疾病，根本上是胃肠有病而产生的。人的胃气一旦亏虚，耳目口鼻都会因此而病。

《经脉别论》云："食气入胃，散精于肝，淫气于筋。食气入胃，浊气归心，淫精于脉。脉气流经，经气归于肺，肺朝百脉，输精于皮毛。毛脉合精，行气于腑①，腑精神明，留于四脏。气归于权衡，权衡以平，气口成寸，以决死生。"

"饮入于胃，游溢精气，上输于脾。脾气散精，上归于肺，通调水道，下输膀胱。水精四布，五经并行，合于四时五脏阴阳，揆度以为常也。"

又云："阴之所和，本在五味；阴之五官，伤在五味。"至于五味，口嗜而欲食之，必自裁制，勿使过焉，过则伤其正也。

① 腑：《素问·经脉别论》作"府"。

"谨和五味，骨正筋柔，气血以流，腠理以密，如是则骨气以精，谨道如法，长有天命。"

《平人气象论》云："人以水谷为本，故人绝水谷则死，脉无胃气亦死。所谓无胃气者，非肝不弦，肾不石也。"[①]

【语译】

《素问·经脉别论》指出，饮食入胃后，被转化为精气，一部分在肝的作用下被疏布于筋，一部分厚浊的精气在心的作用下被输送到脉。脉气汇聚后又流动到人体大的经脉，经脉在肺推动（潮动）的作用下，将精气输送到体表的皮毛。皮毛和脉将精气汇合后，将精气又重新输送布散到六腑，六腑再次转化为更精微的物质（"府精神明"），最终将其传送于其他四脏（心、肝、肺、肾）。至此，食物入胃后所转化的精气经过五脏六腑的作用，其气机变化重新回归平衡。而这种平衡和脏腑的作用可以在寸口脉表现出来，由寸口脉可以判断人体疾病的转归。

水进入胃以后，转化为精气（营养）的一部分，向上传送到脾，又由脾输送至肺，肺疏通调整水道的流动，最终将其向下输送到膀胱而排泄。水在人体五脏的作用下，升降浮沉，转化出入，这个过程合乎四时、阴阳、五脏气机变化的规则，《揆度》篇中将此当作正常生理变化的标准。

---

① 《素问·平人气象论》原文为："人以水谷为本，故人绝水谷则死，脉无胃气亦死。所谓无胃气者，但得真藏脉不得胃气也。所谓脉不得胃气者，肝不弦肾不石也。"

《素问·生气通天论》又指出，人体阴气和调的根本在于五味，五脏也经常因饮食五味而受伤。因此，即使是嗜好喜欢的食物，也必须适当节制，不能过食而伤害人体正气。

所以《素问·生气通天论》指出，人体只要谨慎于饮食五味的调和，保持筋骨强健柔韧，气血通畅，腠理固密，就能健康而长寿。

《素问·平人气象论》认为，饮食水谷是人体的根本，如果人不能容纳转化水谷就会死亡，脉中没有"胃气"预后亦差。所谓没有"胃气"，不单指脉象中无和缓之象的真脏脉，亦指人体没有胃气滋养的病理状态。

历观诸篇而参考之，则元气之充足，皆由脾胃之气无所伤，而后能滋养元气。若胃气之本弱，饮食自倍，则脾胃之气既伤，而元气亦不能充，而诸病之所由生也。

【语译】

通过对《内经》各篇相关论述的分析，可以知道人体元气的充足，都是因为脾胃没有受到损伤，方能滋养元气。如果胃气本来虚弱，而反饮食过量，则不但脾胃受到损伤，元气也不能得到滋养而充实，百病都因此而产生了。

《内经》之旨，皎如日星，犹恐后人有所未达，故《灵枢经》中复申其说。经云："水谷入口，其味有五，各注其海，津液各走其道。""胃者，水谷之海，其输上在气街，下至三里。""水谷之海有余，则腹满；水谷之海不足，则饥不受谷食。""人之所受气者，谷也；谷之所注者，胃也。胃者，水谷气血之海也。海之所行云气者，天下也。胃之所出气血者，经隧也。经隧者，五脏六腑之大络也。"

又云："五谷入于胃也，其糟粕、津液、宗气，分为三隧。故宗气积于胸中，出于喉咙，以贯心肺，而行呼吸焉。荣气者，泌其津液，注之于脉，化而为血，以荣四末，内注五脏六腑，以应刻数焉。卫者，出其悍气之慓疾，而行于四末分肉、皮肤之间，而不休者也。"

又云："中焦之所出，亦并胃中，出上焦之后，此所受气者，泌糟粕，蒸津液，化为精微，上注于肺脉，乃化而为血，以奉生身，莫贵于此。"圣人谆复其辞而不惮其烦者，仁天下后世之心亦惓惓①矣。

【语译】

《内经·素问》关于脾胃的论述，其重要意义如同日月一样明晰可见，但仍担心后人不能完全领会，因此在《灵枢》中又反复阐明。如《灵枢》指出，水谷入口后，五味所转化的厚浊营养分别进入五脏，转化的津液依照六经各走其道。胃容纳水谷如同大海，转化为气血后，疏布的重要部位上至

_____

①惓惓（quán quán）：恳切诚挚。

气街（人迎），下至三里（足三里）。胃为水谷之海，有余的情况下就会腹满，不足就会感到饥饿但不能容纳食物。人体气血的来源是水谷，而水谷所流注的部位是胃，所以胃不但是水谷的"大海"，也是气血的来源，大海将云气上升之天，胃将血气灌注于经隧，这里的"经隧"指的是五脏六腑大的络脉。

《灵枢》又指出，五谷入胃后，转化为糟粕、津液和宗气。宗气聚积胸中，上出喉咙，作用于心肺而进行呼吸功能。荣气源于津液，将其灌注于脉中，变化为血，在外滋养四肢，在内流注五脏六腑，其运行和水漏的时间刻数对应。卫气是其中彪悍滑利的部分，运行于四肢的分肉和皮肤之间没有停息。

《灵枢·营卫生会》也指出，中焦所转化的物质亦从胃中而出，通过泌别糟粕，蒸腾津液，转化为精微物质，向上输送于肺脉，然后变成为血，用来滋养人体生机，没有其他物质比它更珍贵、重要的。

圣人不惮其烦，反复阐述，这种仁爱天下后世的情怀实在是恳切诚挚啊！

故夫饮食失节，寒温不适，脾胃乃伤。此因喜怒忧恐，损耗元气，资助心火。火与元气不两立，火胜则乘其土位，此所以病也。《调经篇》云："病生阴者，得之饮食居处，阴阳喜怒。"^①又云："阴虚则内热，有所劳倦，形气衰少，谷气不盛，上焦不行，下脘不通，胃气热，热气熏胸中，故为内热。"^②

【语译】

所以饮食失去节制，或者过热过凉，会导致脾胃受伤。在此基础上，情绪过于喜怒、忧虑、恐惧，不但损耗了人体的元气，而且能够助长心火而使其过于亢胜。而火气和元气是不能同时旺盛的，一胜则一负。火气胜过元气，就会乘克脾胃之气，这就是很多疾病产生的原因啊。《素问·调经论》说，疾病的产生属于阴（内伤）的，包括饮食、起居、房事、情绪等方面的失节。又说，人体内部亏虚就会生内热，原因在于某些方面的过于疲劳导致形体和元气匮乏不足，脾胃运化水谷能力下降，上焦不能宣发，下焦也不能排泄，（水谷）聚集于中焦胃部郁而生热，热气熏蒸上焦胸部，"阴虚生内热"就是这个意思。

脾胃一伤，五乱互作。其始病遍身壮热，头痛目眩，肢

---

①语出《素问·调经论》，原文为："夫邪之生也，或生于阴，或生于阳。其生于阳者，得之风雨寒暑。其生于阴者，得之饮食居处，阴阳喜怒。"
②语出《素问·调经论》："帝曰：阴虚生内热奈何？岐伯曰：有所劳倦，形气衰少，谷气不盛，上焦不行，下脘不通，胃气热，热气熏胸中，故内热。"

体沉重，四肢不收，怠惰嗜卧，为热所伤，元气不能运用，故四肢困怠如此。圣人著之于经，谓人以胃土为本，成文演义，互相发明，不一而止。粗工不解读，妄意使用，本以活人，反以害人。

【语译】

　　脾胃一旦受伤，五脏之气就会紊乱。这种病的表现是，刚开始就全身高热，头痛目眩，肢体沉重，四肢无力不能收持，困倦嗜卧。这是因为人体元气被火热损伤，故而四肢困乏无力到这种程度。圣人将此记载在《内经》中，明示胃气是人的根本，成段的文字反复阐发，前后对应，不止一处。粗劣的医生不能准确理解，胡乱使用，导致好的理论反而害人。

　　今举经中言病从脾胃所生，及养生当实元气者，条陈之。

　　《生气通天论》云："苍天之气，清净则志意治，顺之则阳气固，虽有贼邪，弗能害也，此因时之序。故圣人传精神，服天气，而通神明。失之内闭九窍，外壅肌肉，卫气散解。此谓自伤，气之削也。""阳气者，烦劳则张，精绝，辟积于夏，使人煎厥，目盲耳闭，溃溃乎若坏都。"故苍天之气贵清净，阳气恶烦劳，病从脾胃生者一也。

【语译】

　　现在将《内经》中关于病从脾胃而生及养生应当充养元

气的内容，逐条陈述如下。

《素问·生气通天论》指出，苍天的气是清净无为的，人若能顺应天气，清静无为则情志平和，阳气因此而运行通畅而顾护人体，即便是遭受邪气也不会受伤，这是因为阳气遵循了春夏秋冬四时运行的规则。因此圣人聚集精神，顺应天气（阳气，清静无为），使人体的神气精明通达。反之若人体阳气运行分布失常，则阳气内闭九窍，外壅肌肉，卫气消散，这就是阳气内伤导致元气的削弱。阳气一旦烦劳就会升发外张，精气耗竭，若积累到了夏季，外界的阳热亢胜，就会诱使人体阳气更加外张上逆而突然昏厥（煎厥），如同堤防崩溃无法挽回。因此，苍天之气贵在清净，人体阳气厌恶烦劳，这是疾病从脾胃而生的第一点。

《五常政大论》云："阴精所奉其人寿，阳精所降其人夭。"阴精所奉，谓脾胃既和，谷气上升，春夏令行，故其人寿。阳精所降，谓脾胃不和，谷气下流，收藏令行，故其人夭，病从脾胃生者二也。

【语译】

《素问·五常政大论》指出，阴精向上奉养就会长寿，阳精向下沉降就会夭折。"阴精所奉"指的是脾胃功能正常，水谷精微就像春夏生长之气一样上升，人体就会长寿。"阳精所降"指的是脾胃生病，则水谷精微不能上升反而向下沉降，如同秋冬季节收藏的特点，故而夭折。这是疾病从脾胃而生的第二点。

《六节脏象论》云："脾、胃、大肠、小肠、三焦、膀胱者，仓廪之本，荣之居也，名曰器。能化糟粕，转味而入出者也。其华在唇四白，其充在肌，其味甘，其色黄。此至阴之类，通于土气，凡十一脏，皆取决于胆也。"胆者，少阳春生之气，春气升则万化安。故胆气春升，则余脏从之；胆气不升，则飧泄肠澼，不一而起矣。病从脾胃生者三也。

【语译】

《素问·六节藏象论》指出，脾、胃、大肠、小肠、三焦、膀胱，这六个脏腑是容纳和转化食物的"仓库"，是营养产生的根本，被称为"器"，能将食物转化为营养和糟粕，有进有出。它们所产生的气可以通过嘴唇的色泽、肌肉的饱满进行判断，在五味属于甘味，在五色属于黄色。它们的功能就像至阴的大地一样，为万物提供营养。人体其余的十一个脏腑，均依赖胆气的升发。这是因为胆属于木，属于少阳，象征春天阳气的升发，而春季阳气升发，是万物生长发育正常的关键。因此，人体内胆所主的阳气能够升发，则其他脏腑因之充满生长之气。若胆所主阳气不能升发，则水谷精微下泄而腹泻下痢，类似的病证不一而起。这是病从脾胃而生的第三点。

经云："天食人以五气，地食人以五味。五气入鼻，藏于心肺，上使五色修明，音声能彰；五味入口，藏于肠胃，味有所藏，以养五气，气和而生，津液相成，神乃自生。"此谓之气者，"上焦开发，宣五谷味，熏肤充身泽毛，若雾露之溉。"气或乖错，人何以生，病从脾胃生者四也。

【语译】

《素问·六节藏象论》指出，上天供给人呼吸的五气，大地供给人饮食的五味。五气通过鼻而藏纳在上焦心肺，可以使面色正常而有光泽，说话声音清晰有力。五味通过口进入胃肠，转化的营养物质分别藏于五脏，滋养五脏之气。五脏之气相互调和，津和液的产生相互促进，人体的神气自然就会不断充实旺盛。这里所讲的各种"气"，指的就是《灵枢·决气》所讲的上焦的功能，即上焦升发宣通，布散水谷，转化营养，人体的肌肉、皮肤、毛发均受其滋养润泽，如同上天降下雾露滋养万物一样。人体的阳气（水谷精微）一旦不能升发，就必然生病。这是疾病从脾胃产生的第四点。

岂特四者，至于经论天地之邪气，感则害人五脏六腑，及形气俱虚，乃受外邪，不因虚邪，贼邪不能独伤人，诸病从脾胃而生明矣。圣人旨意，重见叠出，详尽如此，且垂戒云，"法于阴阳，和于术数，食饮有节，起居有常，不妄作劳，故能形与神俱，而尽终其天年，度百岁乃去。"由是言之，饮食起居之际，可不慎哉。

【语译】

哪里仅仅只有这四点呢，在《内经》中论述有天地邪气伤害人体的五脏六腑，以及形体和正气同时亏虚，还有邪气只能在正气不足的情况下才能致病，这些论述都证明了疾病从脾胃产生的道理。圣人的旨意，在《内经》中反复论述，如此详尽。而且垂示告诫后人养生的道理，要做到师法阴阳四时的变化规则，利用各种手段锻炼身体，饮食要有节制，起居要有规律，不要有无谓的劳累，这样就能形神合一，长寿康健。由这些论述来看，饮食起居对于人体的影响，不能不去重视啊。

二、脏气法时升降浮沉补泻图说

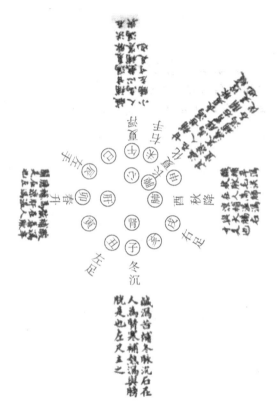

五行相生，木、火、土、金、水，循环无端，惟脾无正行，于四季之末各旺一十八日，以生四脏。四季者，辰、戌、丑、未是也。

人身形以应九野，左足主立春，丑位是也；左手主立夏，辰位是也；右手主立秋，未位是也；右足主立冬，戌位是也。

【语译】

五行相生，木、火、土、金、水依照相生顺序循环无端。五脏中只有脾无法和春夏秋冬四时相对应，但是却在每季最后十八天主时，以此为其余四脏提供营养。四季时空的方位，按照地支的标识，就是辰、戌、丑、未四个位置。

根据天人相应的原理，人的身形可以和地理上的九野划分相互对应，也可以和阴阳在一年内时空变化的二十四节气相对应。左足对应二十四节气的立春，用地支的丑位表示；左手主立夏，用辰位表示；右手主立秋，用未位来表示；右足主立冬，用戌位来表示。

【释疑】

中医往往以天地四时作为阴阳变化的整体系统模型，以此来定义人体五脏的功能。李东垣此图中的模型，不是以五行的生克为主，而是以金木为一对矛盾相互克制，水火为一对矛盾相互克制，脾胃居于中间，调和金木水火。以此将五味、五气（寒热温凉平）分别归属于五脏，确定了一套以"脏气法时"为依据的"五味补泻""五气补泻"治法体系。

脏气法时升降补泻图说表解

五脏	五行	四时	地支定位	五味补泻	五气补泻	脉象
肝 （胆）	木	春	卯（东）（左）	酸泻辛补	温补凉泻	春脉弦（左关）
心 （小肠）	火	夏	午（南）（上）	咸补甘泻	热补寒泻	夏脉洪（左寸）
脾 （胃）	土	长夏	辰（西南）（右上）	甘补苦泻	温凉寒热补泻各从其宜（平气）	长夏脉缓（右关）
肺 （大肠）	金	秋	酉（西）（右）	酸补辛泻	凉补温泻	秋脉毛洪（右寸）
肾 （膀胱）	水	冬	子（北）（下）	咸泻苦补	寒补热泻	冬脉沉石（左尺）

戊湿，其本气平，其兼气温、凉、寒、热，在人以胃应之；巳土，其本味咸，其兼味辛、甘、酸、苦，在人以脾应之。脾胃兼化，其病治之，各从其宜，不可定体；肝肺之病，在水火之间，顺逆传变不同，温凉不定，当求责耳。

【语译】

在五行与天干的对应中，戊代表阳土，六气中代表湿，故称为戊湿；在寒热温凉四气中，戊具有中土"平"的特征，即不寒、不热、不温、不凉，但兼具寒热温凉四气，在人体中戊故对应胃。己为阴土，五味中咸为本味，兼有辛、甘、酸、苦四味，在人体对应的是脾。脾和胃均有兼化、调和其他四气和四脏的功能，因此在治病时当照顾到其他四脏和四气的特点，并没有绝对不变的治法。

　　肝居于下方肾水左侧，肺居于心火右侧，两者都居于水火之间，生病时向左、向右传变的顺序有顺传和逆传的差别，本气温凉（肝主温升，肺主凉降）在四气的升降中动态变化，因此，脾胃和其余四脏的气化特点，在诊治过程中都需要仔细地推敲确定啊。

【释疑】

　　"巳土，其本味咸，其兼味辛、甘、酸、苦，在人以脾应之。"按照天干与五脏的对应，戊己属土湿，脾为阴土属己（五行为土），胃为阳土属戊（在气为湿），与《东垣试效方》《医学启源》《汤液本草》《内经药瀹》相关记述相同。故"巳土"疑为"己土"。

　　"其本味咸"，按照中医五味与五脏的对应，脾之本味当为"甘"，兼味"辛、酸、苦、咸"，分别对应"肺、肝、心、肾"四脏，与后文对应。然而清代张骥《内经药瀹》引用的李东垣"药类法象"云："湿化成，戊土其本气平，其兼气温凉寒热，在人以胃应之；己土其本味甘，其兼味辛酸咸苦，在人以脾应之。"近代中医文献大家任应秋老先生在点校张元素《医学启源·药类法象》"湿化成"部分"己土其本味咸，其兼味辛甘咸苦"时，认为"己土其本味咸"之"咸"当作"淡"而径改之。

考《东垣试效方·五方之正气味》云："中央戊湿，其本气平，其兼气温凉寒热，在人以胃应之；己土，其本味咸，其兼味辛甘酸苦，在人以脾应之。"五味与五脏的对应与本篇同。东垣高足王好古《汤液本草·五方之正气味》内容与本篇相同（"中央：己土，其本味咸，其兼味辛甘酸苦，在人以脾应之"）。由此可见，"己土"之本味"咸"应该不是传抄错误。那么为什么己土（脾）本味不为甘而为咸呢？

《东垣试效方·五方之正气味》中，五脏之味分别为：东方甲风乙木（肝、胆），其味甘；南方丙热丁火（心、小肠、三焦、包络），其味辛；中央戊湿己土（脾），其味咸；西方庚燥辛金（肺、大肠），其味酸；北方壬寒癸水（膀胱、肾），其味苦。其中的规律在于各脏本味是所克之脏所对应的味。如木克土，肝之本味即土味甘；火克金，心之本味即金味辛；土克水，故脾之本味为水味咸；金克木，故肺之本味为木味酸；水克心，故肾之本味为火味苦。

这种药物归经模型之原理，《医学启源·五行制方生克法》云："夫木火土金水，此制方相生相克之法也，老于医者能之。"《医学启源·五脏六腑相生相克为夫妻子母》云："我克者为妻财"，"木克土，木乃土之夫，土乃木之妻，余皆仿此。"以所克之脏味为其本味，正好与《内经》五味入五脏相反，应当体现的是中国哲学中"体用"的理念，即本脏与所克为体用，是矛盾的对立性和统一性在中医方药配伍中的体现。

三、脾胃胜衰论

胃中元气盛，则能食而不伤，过时而不饥。脾胃俱旺，则能食而肥；脾胃俱虚，则不能食而瘦。或少食而肥，虽肥而四肢不举，盖脾实而邪气盛也。又有善食而瘦者，胃伏火邪于气分，则能食。脾虚则肌肉削，即食㑊①也。叔和云："多食亦肌虚"，此之谓也。

【语译】

胃中元气旺盛，水谷能顺利转化为精气（元气）而滋养形体，就能多食而不伤胃，过了时间也不觉得过于饥饿。脾和胃都旺盛，就会食量大而肥壮；脾和胃都亏虚，就会不能饮食而瘦弱。有的人食量少但是却很肥胖，并且四肢乏力不愿活动，这大多属于脾不运化导致邪气（如痰湿、食积等）停滞的原因吧。还有一些人食量大但却很瘦，这是因为胃中气分有伏火而消化能力强，但是脾虚无所禀受，肌肉不得濡养而消瘦，属于《内经》中所说的食㑊（yì）。王叔和说"食量多也可以导致肌肉消瘦"，就是这种情况吧。

---

① 食㑊（yì）：病名。㑊，指懈怠无力。食㑊，善食而体瘦无力的病证。出自《素问·气厥论》："大肠移热于胃，善食而瘦，又谓之食㑊。"

夫饮食不节则胃病，胃病则气短、精神少而生大热，有时而显火①上行，独燎其面，《黄帝针经》②云："面热者，足阳明病。"胃既病，则脾无所禀受，脾为死阴，不主时也，故亦从而病焉。

形体劳役则脾病，脾病则怠惰嗜卧，四肢不收，大便泄泻；脾既病，则其胃不能独行津液，故亦从而病焉。

【语译】

饮食失节就会导致胃病，胃病可以出现气短、精神不足而伴有大热，有时候心火旺盛而上炎于面部，《灵枢》指出"面部发热属于足阳明胃经的病变"。胃生病后，脾就不能转输胃所转化的水谷精微，脾变成没有功能的"死阴"，也无法向其他脏腑灌注营养，所以脾随胃而病。

身体过于劳累就会导致脾病，脾病的症状是困倦懈惰，睡眠过多，四肢发软无力，大便溏泄不成形。脾生病以后，胃单靠自己不能输送津液，也会随脾而病。

大抵脾胃虚弱，阳气不能生长，是春夏之令不行，五脏之气不生。脾病则下流乘肾，土克水，则骨乏无力，是为骨痿③，

①显火：心火。
②《黄帝针经》：此处即指《灵枢》。
③骨痿：《东垣十书》作"骨蚀"。

令人骨髓空虚，足不能履地，是阴气重叠，此阴盛阳虚之证。大法云，"汗之则愈，下之则死。"[1] 若用辛甘之药滋胃，当升当浮，使生长之气旺。言其汗者，非正发汗也，为助阳也。

【语译】

多数情况下，脾胃虚弱，就不能将水谷转化为精微（阳气）并向上传输，如同四季中春夏的阳气不能升发宣泄一样，五脏"生长化收藏"和"升降浮沉"的气化功能就会缺乏"生长"和"升浮"。

脾病后湿气过多，就会向下乘克肾水（土乘水）。肾主骨生髓，肾的功能被脾湿克制后，就会导致骨髓空虚，两足无力不能行走，被称为"骨痿"。这种病的原因，按照阴阳升降来看，就是因为阴气（湿气）聚集在下部（肾水）不能升发，湿为阴，下部为阴，所以被称为"阴气重叠"，本质上就是阴盛阳虚。

《伤寒论·伤寒例》指出，这种情况如果发汗就能治愈，如果攻下就会导致死亡。因此，应当用辛甘发散的药物滋养、帮助脾胃，使脾胃转化的水谷精微（阳气）能够上升、外浮，不再沉降下行，也就是使得气机"生长"的力量旺盛。此处所说的"发汗"，并非一般意义的发汗，主要目的在于帮助阳气的生长。

----

① 出自《伤寒论·伤寒例》。

【阐发】

此处，李东垣提出了五脏的气机升降模型。这种模型按照五行、四时（春夏秋冬）定义五脏阴阳气机的升降，即春生、夏长、秋收、冬藏，春升夏浮，秋降冬沉（图1）。脾胃生病时，水谷精微（阳气）不能升浮，就会生湿而下流于下焦肾位（土乘水），即"阴气重叠"，见图2。运用辛甘发散的药物，率领脾胃阳气（水谷精微）升浮于上、于外，即恢复"生长气旺"（图3）。

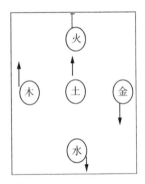 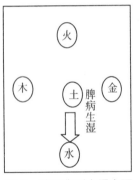 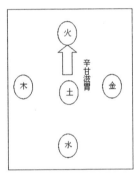

图1　五脏升降图　　图2　脾胃病则土乘水而　　图3　辛甘升浮，生长气旺
　　　　　　　　　　　　　阴气重

夫胃病其脉缓，脾病其脉迟，且其人当脐有动气，按之牢若痛。若火乘土位，其脉洪缓，更有身热心中不便之证。此阳气衰弱，不能生发，不当于五脏中用药法治之，当从《脏气法时论》中升降浮沉补泻法用药耳。

【语译】

胃病脉象为缓脉，脾病脉象为迟脉，而且在肚脐部位有跳动感，按之坚硬似有疼痛。如果火乘土位，脉象就表现为洪缓脉，还有身热、心中不舒服的症状。这是因为阳气衰弱，不能生长发散，这种情况就不能按照五脏辨治用药，而应该遵从《素问·脏气法时论》中升降浮沉补泻的原则用药治疗。

【释疑】

《素问·脏气法时论》中的用药规则被易水学派尊崇，并延伸出一套完整的治疗方法，在张元素《医学启源》、李东垣《医学发明》、王好古《汤液本草》中均有阐发。

《素问·脏气法时论》提出了"五脏苦欲"的理论，如"肝苦急，急食甘以缓之"，"肝欲散，急食辛以散之"。

《脏气法时论》脏气法时，五脏苦欲补泻

五脏	五行	四季	天干	苦	欲	补泻
肝（胆）	木	春	甲乙	肝苦急（急食甘以缓之）	肝欲散，急食辛以散之	用辛补之，酸泻之
心（小肠）	火	夏	丙丁	心苦缓（急食酸以收之）	心欲软，急食咸以软之	用咸补之，甘泻之
脾（胃）	土	长夏	戊己	脾苦湿（急食苦以燥之）	脾欲缓，急食甘以缓之	用苦泻之，甘补之
肺（大肠）	金	秋	庚辛	肺苦气上逆（急食苦以泄之）	肺欲收，急食酸以收之	用酸补之，辛泻之
肾（膀胱）	水	冬	壬癸	肾苦燥（急食辛以润之）	肾欲坚，急食苦以坚之	用苦补之，咸泻之

如脉缓，病怠惰嗜卧，四肢不收，或大便泄泻，此湿胜，从平胃散。若脉弦，气弱自汗，四肢发热，或大便泄泻，或皮毛枯槁，发脱落，从黄芪建中汤。脉虚而血弱，于四物汤中摘一味或二味，以本显证中加之。或真气虚弱，及气短脉弱，从四君子汤。或渴，或小便闭涩，赤黄多少，从五苓散去桂，摘一二味加正药中。

【语译】

如果病人脉缓，倦怠嗜卧，四肢无力不欲运动，或者大便泄泻，这都是湿气过胜的表现，应依照平胃散加减治疗。如果脉象为弦脉，气弱伴有自汗，四肢发热，或者大便泄泻，或者皮毛枯槁，头发脱落，就应当依照黄芪建中汤加减治疗。如果血虚导致脉象虚弱，应当在四物汤中选取一味、两味，加入各脏主气、主症、主方之中。或者病人真气虚弱，气短而脉弱，则从四君子汤中选择药物治疗。或者病人症见口渴，或小便涩滞不通，颜色或黄或赤，则应当从五苓散去桂枝，摘取一二味药物加入各脏主方中。

以上五药，当于本证中随所兼见证加减。

【语译】

上面所说的平胃散、黄芪建中汤、四物汤、四君子汤、五苓散（去桂枝）五个方剂，是调理脾胃的基础方，在治疗疾病的时候，应当根据五脏本气病变的表现，再从这五个方中选取药物加减治疗。

假令表虚自汗，春夏加黄芪，秋冬加桂。

如腹中急缩，或脉弦，加防风，急甚加甘草。腹中窄狭或气短亦加之，腹满不转者勿加。虽气不转，而脾胃中气不和者勿去，但加厚朴以破滞气，然亦不可多用，于甘草五分中加一分可也。腹中夯闷①，此非腹胀，乃散而不收，可加芍药收之。

如肺气短促，或不足者，加人参、白芍药。中焦用白芍药，则脾中升阳，使肝胆之邪不敢犯也。腹中窄狭及缩急者，去之，及诸酸涩药亦不可用。

【语译】

如果表虚自汗，在春夏季节加黄芪，秋冬季节加桂枝。

如果腹中有拘急紧迫感，或者脉弦，加防风，紧迫感强的加甘草。腹中觉窄狭不顺畅或者气短的也应当加这些药物，但是腹部胀满不能排气的不要加。虽然不能排气，但是中焦脾胃不和的不要减去这些药物，应该加厚朴破除停滞之气，厚朴不可以多用，可以在五分甘草中加一分就可以了。腹中感觉密实闷胀，这种症状不是真正的腹胀，而是气机涣散不能收敛所致，可以加芍药酸敛气机。

---

① 夯（hāng）闷：腹部有密实感，伴有轻度呼吸不畅之感。

如果肺虚而气短急促，加人参、白芍以补气敛肺。中焦用白芍，就可使脾中阳气上升，肝胆就不会侵犯脾胃。如果感觉腹中窄狭、缩急，就不要用白芍，其他酸涩的药也不要再用。

腹中痛者，加甘草、白芍药，"稼穑作甘"，甘者己也；"曲直作酸"，酸者甲也。甲己化土，此仲景妙法也。腹痛兼发热，加黄芩；恶寒或腹中觉寒，加桂。

怠惰嗜卧，有湿，胃虚不能食，或沉困，或泄泻，加苍术；自汗，加白术。

小便不利，加茯苓，渴亦加之。

【语译】

腹痛的话，加甘草、白芍。这是因为"稼穑作甘"，五行中土的特征是稼穑，象征脾胃运化的功能，甘味入脾，甘味用天干的"己"标识；"曲直作酸"象征酸味入肝木的特征，用天干中的"甲"标识。在六气合化中，甲己正好合化为"土"，因此甘味的甘草和酸味的芍药共同使用，这是医圣张仲景配伍的巧妙法则。如果腹痛兼有发热，可以加黄芩；恶寒或者腹中觉得冷，应该加桂枝。

如果倦怠嗜卧，有湿气困阻，胃虚不能饮食，或者身体沉困，或者泄泻，加苍术运脾燥湿。如果有自汗的话，应该加白术益气止汗。

因为水湿小便不利的，加茯苓，因为水湿不能布散而口渴也可以加茯苓。

气弱者，加白茯苓、人参；气盛者，加赤茯苓、缩砂仁；气复不能转运，有热者，微加黄连，心烦乱亦加之。

【语译】

气虚不足的，加白茯苓、人参健脾益气；湿阻气机的，加赤茯苓、缩砂仁；气机不能转运而有热，稍稍加上黄连清热燥湿，心中烦乱不安的也加黄连清心除烦。

小便少者，加猪苓、泽泻；汗多津液竭于上，勿加之，是津液还入胃中，欲自行也。不渴而小便闭塞不通，加炒黄柏、知母。小便涩者，加炒滑石；小便淋涩者，加泽泻。且五苓散治渴而小便不利，无恶寒者，不得用桂。不渴而小便自利，妄见妄闻，乃瘀血证，用炒黄柏、知母，以除胸中①燥热。窍不利而淋，加泽泻、炒滑石。只治窍不利者，六一散中加木通亦可。心脏热者，用钱氏②方中导赤散。

【语译】

因为水湿内盛而小便减少，加猪苓、泽泻利水渗湿；若因汗多上焦津液不足的，就不要用猪苓、泽泻，这是因为小

①胸中：《东垣十书》作"肾中"。
②钱氏：指宋代医学家钱乙，著有《小儿药证直诀》。

便少的原因在于津液重新被胃吸收气化的缘故。

如果不口渴而小便闭塞不通，是因为下焦湿热，加上炒黄柏、知母以清热燥湿。小便有涩滞感的，加上炒滑石以滑利窍道。小便淋漓涩滞的，加上泽泻以清热利湿。

用五苓散治疗口渴和小便不利，如果没有恶寒的外感表现，就不可用桂枝。

如果不口渴而且小便正常，出现幻视幻听，这是瘀血在下焦所致，用炒黄柏、知母清热除烦，利下焦湿热（原本"以除胸中燥热"，《东垣十书》作"以除肾中燥热"，按黄柏、知母功效，可从）。

小便涩滞、尿频、尿急、疼痛的热淋，则加上泽泻、炒滑石清热通淋。如果只是小便涩滞不畅的，可以用六一散加上木通即可。心脏有热，与其相表里的小肠易于受热，从而小便不利（俗称"小肠火"），可以用宋代钱乙《小儿药证直诀》的导赤散治疗。

中满或但腹胀者，加厚朴；气不顺，加橘皮；气滞，加青皮一、橘皮三。

气短小便利者，四君子汤中去茯苓，加黄芪以补之；如腹中气不转者，更加甘草一半。

腹中刺痛，或周身刺痛者，或里急者，腹中不宽快是也，或虚坐而大便不得者，皆血虚也，血虚则里急；或血气虚弱而目睛痛者，皆加当归身。

头痛者，加川芎；苦头痛，加细辛，此少阴头痛也。

发脱落及脐下痛，加熟地黄。

【语译】

胃脘胀满或者只有腹胀的，加上厚朴行气除满；气行不顺，加上橘皮行气；气滞不行，加青皮、橘皮（一比三）破气行气。

气虚不足、气短而小便顺利的，用四君子汤去掉茯苓防止淡渗下行，加上黄芪以补气升阳。如果腹中气机不能运转的，加上一半甘草的用量。

如果腹中刺痛，或者周身刺痛，或者腹痛里急有紧迫不畅感，或者虚坐而大便不畅，这些都常见于肝血虚而不能濡养和疏泄。肝血不足则肝木疏泄失常而克伐脾土，从而出现里急紧迫；肝开窍于目，血气虚弱或会出现目睛疼痛。这几种情况都可以加当归身养血和血。

头痛可以加川芎活血止痛；头痛日久而严重的加细辛，细辛擅长治疗少阴经的头痛。

头发脱落以及肚脐下疼痛的，多为肾虚、血虚，加熟地黄益精养血。

治脾胃五方加减法

表虚自汗	腹中急缩，或脉弦	腹中窄狭或气短	腹中夯闷	肺气短促，或不足	腹中痛者	腹痛兼发热
春夏加黄芪，秋冬加桂	加防风，急甚加甘草	加防风	加芍药	加人参、白芍	加甘草、白芍	加黄芩
恶寒或腹中觉寒	怠惰嗜卧，胃虚不能食，或沉困，或泄泻	自汗	小便不利	气弱者	气盛者	气复不能转运，有热者
加桂	加苍术	加白术	加茯苓，渴亦加之	加白茯苓、人参	加赤茯苓、缩砂仁	微加黄连，心烦乱亦加之
小便少者	不渴而小便闭塞不通	小便涩者	小便淋涩	不渴而小便自利，妄见妄闻	窍不利而淋	只治窍不利者
加猪苓、泽泻	加炒黄柏、知母	加炒滑石	加泽泻	炒黄柏、知母	加泽泻、炒滑石	六一散中加木通亦可
心脏热者	中满或但腹胀者	气不顺	气滞	气短小便利者	如腹中气不转者	腹中刺痛，或周身刺痛者，或里急者，
导赤散	加厚朴	加橘皮	加青皮一、橘皮三	四君子汤去茯苓，加黄芪	更加甘草一半	皆加当归身
或血气虚弱而目睛痛者	头痛者	苦头痛	发脱落及脐下痛			
加当归身	加川芎	加细辛	加熟地黄			

予平昔调理脾胃虚弱，于此五药中加减。如五脏证中互显一二证，各对证加药，无不验，然终不能使人完复。后或有因而再至者，亦由督、任、冲三脉为邪，督胃气虚弱之所致也。法虽依证加减，执方疗病，不依《素问》法度耳。

【语译】

我平时调理脾胃虚弱，常在平胃散、黄芪建中汤、四物汤、四君子汤、五苓散这五个方剂中加减治疗。如果兼见五脏病变的一些证候，则针对性加味治疗，都有效验，但是最终却总不能使人完全康复。治疗后有重新发病的，也有从督脉、任脉、冲脉三脉发病，都是因为胃气虚弱所致。治法上虽然依证加减，随证用方，但是不切合《素问》中相关经论的法则。

是以检讨《素问》《难经》及《黄帝针经》中说脾胃不足之源，乃阳气不足，阴气有余，当从六气不足、升降浮沉法，随证用药治之。盖脾胃不足，不同余脏，无定体故也。其治肝、心、肺、肾，有余不足，或补或泻，惟益脾胃之药为切。

【语译】

因此反复研讨《素问》《难经》《黄帝针经》，发现脾胃不足的根本原因，在于阳气不足，阴气有余，应当依从六气不足、升降浮沉的法则，随证用药治疗。因为脾胃不足，和其他脏腑的虚弱不同，因为其病变没有固定的方式。在此情况下，治疗肝、心、肺、肾四脏病变，有余或者不足，或补或泻，都应该以补益脾胃的药物最为切合。

经云："至而不至，是为不及，所胜妄行，所生受病，所不胜乘之也。"①"至而不至"者，谓从后来者为虚邪，心与小肠来乘脾胃也。脾胃脉中见浮大而弦，其病或烦躁闷乱，或四肢发热，或口干舌干咽干。盖心主火，小肠主热，火热来乘土位，乃湿热相合，故烦躁闷乱也。四肢者，脾胃也，火乘之，故四肢发热也。饮食不节，劳役所伤，以致脾胃虚弱，乃血所生病，主口中津液不行，故口干咽干也。病人自以为渴，医者治以五苓散，谓止渴燥，而反加渴燥，乃重竭津液，以至危亡。经云"虚则补其母"，当于心与小肠中以补脾胃之根蒂者。甘温之药为之主，以苦寒之药为之使，以酸味为之臣佐，以其"心苦缓，急食酸以收之"，心火旺则肺金受邪，金虚则以酸补之。次以甘温及甘寒之剂，于脾胃中泻心火之亢盛，是治其本也。

【语译】

《内经》指出："至而不至"，指的是时令物候应当按时到来而没有到来，就是"不及"，"不及"时，则本时令"所胜"之气就会肆虐妄行，本时令所生之气就会承受病气，而本时令会更加受所"不胜"之气的制约。

脾胃湿土之气"至而不至"，指的就是脾胃虚弱。在此情况下，心与小肠所主的火热就会压制中焦脾胃。因为火能生土，由心火而病及脾胃，母病及子，母令子虚，心火就被

---

①语出《素问·六节藏象论》，有出入。

称为"从后来"的"虚邪"。

如果在脾胃本脉（缓脉，或右关）中见到浮大而弦的脉象（心火、肝火），症状可见烦躁、闷乱，或者四肢发热，或者口干、舌干。因为心在五行主火，小肠在六气主热，火热乘势欺侮脾胃湿土，等同于湿热相合，郁遏阳气则烦躁、闷乱。四肢乃脾胃所主，火热乘土，则四肢发热。饮食不节，劳役损伤，导致脾胃损伤而虚弱，血气乏源，津液不能上行濡养口舌，则口干、咽干。如果病人自以为是口渴，医生以为口渴为水湿不能布散导致，因而用五苓散温阳化气利水而治疗口渴，实际上等同于再次损伤津液，导致病情危重。

《内经》指出"虚则补其母"，因为火能生土，火为土母，那么脾胃虚弱，则应当从心与小肠来补益脾胃的根源。用药当以甘温药物为主药，苦寒的药物为使药，酸味的药物为臣药或佐药。这是因为甘温的药物能补益脾胃，苦寒药物能降泻心火。为什么用酸味药物呢？因为《内经》指出"心苦缓，急食酸以收之"，心火旺盛就会伤害肺金（火能刑金），肺金虚弱就应该用酸药收敛益肺。然后用甘温、甘寒的药物从脾胃中泻心火的亢盛，这才是治本之法。

【释疑】

本段的理解，关键在于"'至而不至'者，谓从后来者为虚邪，心与小肠来乘脾胃也。""至而不至"，在《脾胃论》中指的是脾胃虚弱，即湿土之气不及，其他四脏之气的生、克、乘、侮的病变。

"谓从后来者为虚邪"，"虚邪"一词，原指"虚邪贼风"。《灵枢·九宫八风》篇中云："从其冲后来为虚风。"火能生土，土在火前，火在土后，依此可见，东垣先生所论的"虚邪"即指在脾胃虚弱情况下的心火旺盛的证候。此外，"虚邪"又指因虚而受邪，即"邪之所凑，其气必虚"。脾胃虚弱，心火旺盛，欺压（乘）脾胃，即"心与小肠来乘脾胃也"。

《东垣试效方·药象门》云："从前来者为实邪，从后来者为虚邪，此子能令母实，母能令子虚是也。"也就是说，所谓"从前来者"，即子病及母；所谓"从后来者"，即母病及子。以脾土为例，土为火之子，心火之病传至脾土，母病及子，母令子虚，则心火为"从后来者"。

"所胜妄行"者，言心火旺能令母实，母者，肝木也，肝木旺则挟火势，无所畏惧而妄行也，故脾胃先受之。或身体沉重，走疰①疼痛，盖湿热相搏，而风热郁而不得伸，附着于有形也。或多怒者，风热下陷于地中也。或目病而生内障者，脾裹血，胃主血，心主脉，脉者，血之腑也，或云心主血，又云肝主血，肝之窍开于目也。或妄见妄闻，起妄心，夜梦亡人，四肢满闭，转筋，皆肝木火盛而为邪也。或生痿，或生痹，

---

①疰（zhù）：多指具有传染性和病程长的慢性病，通常指夏季身倦、体热、食少等症状。走疰，走注流动的疼痛。

或生厥，或中风，或生恶疮，或作肾痿①，或为上热下寒，为邪不一，皆风热不得升长，而木火遏于有形中也。

【语译】

"所胜妄行"，指的是心火旺，可以导致肝木亢盛，因为木为火母，子能令母实。肝木在心火作用下更加亢盛，无所畏惧、不受制约而肆虐妄行，由于木克土，所以脾胃首先受害。症状上会见到身体沉重，困倦、发热、体痛，原因在于脾土之湿和心经之热相互纠结，合为湿热，湿热又使得肝木之风热郁阻不得疏泄，从而附着于筋脉肌肉等有形的组织之中。

或见病人多怒，原因在于肝心所主之风热之气下陷于脾胃湿土之下，不得舒畅调达。或见目病而生内障，原因在于脾主统摄血液，胃主生化血液，心主血脉（脉为血之腑），有认为心主血的，还有认为肝主血的，肝开窍于目，所以肝心为病，乘克脾土，就会出现目病之内障。

或见病人幻听幻视，胡思乱想不能自主，夜间梦见去世的人，四肢胀满，肌肉痉挛抽搐，这些都是肝火亢盛所导致的病变。又或见到下肢痿软无力，或关节疼痛，或突然昏厥，或中风，或皮肤长恶疮，或肾精损耗、骨髓亏虚而为肾痿（症见腰脊酸软，不能伸举，下肢痿弱，不能行动，面色暗黑，

①肾痿：证名。即骨痿。《医宗必读·痿》："肾痿者，骨痿也。"多由肾精耗损，骨枯髓虚所致。

牙齿干枯等），或为上热下寒，总体上症状复杂多变，但都是肝木心火所主的风热之气不得上升和长养，风气、火气被有形之湿土郁遏所致。

【释疑】

"所胜妄行"，指的是在脾胃虚弱的情况下，肝木能够乘克脾土，即肝木为脾土的"所胜"。而肝木（"所胜"）之所以能够亢盛而妄行，又是因为心火所致，即"子能令母实"，或者称为"子病及母"。

"所生受病者"，言肺受土火木之邪，而清肃之气伤。或胸满少气短气者，肺主诸气，五脏之气皆不足，而阳道不行也。或咳嗽寒热者，湿热乘其内也。

【语译】

"所生受病"，这里"所生"指的是脾土所生的肺金。在脾胃不足的情况下，肺金就会受病。其原因在于肺金同时受到脾土之湿、木火之刑，肺金所主的清肃下降的功能就会受到损伤。

症状上或见到胸满、少气、气短，这是因为肺主全身之气，五脏之气不足，阳气不能向上升发长养所致。或见咳嗽、发热恶寒，这是因湿热之邪侵犯肺气所致。

"所不胜乘之者"，水乘木之妄行而反来侮土，故肾入心为汗，入肝为泣，入脾为涎，入肺为痰。为嗽、为涕、为嚏，为水出鼻也。一说，下元土盛克水，致督、任、冲三脉盛，火旺煎熬，令水沸腾，而乘脾肺，故痰涎唾出于口也。下行为阴汗，为外肾冷，为足不任身，为脚下隐痛。或水附木势而上，为眼涩，为眵①，为冷泪②，此皆由肺金之虚而寡于畏也。

【语译】

"所不胜乘之者"，这里的"所不胜"指的是肾水，因为土能胜（克）水而水不能胜土。这句话的意思是，脾土原本能克肾水，但在脾土虚弱不足的情况下，则肾水会随着肝木的肆虐妄行，反而欺辱脾土。肾水之邪入心则为汗，入肝则为泪，入脾则为涎，入肺则为痰。咳嗽、鼻涕、喷嚏，则是肾水之邪出于鼻窍所致。

另外一种解释是，下焦土湿之气亢盛，侵犯（乘克）肾水，导致起源于下焦的督脉、冲脉、任脉因郁生热，火热煎熬下焦的肾水，使得肾水沸腾，肾水之邪上行而侵犯脾肺二脏，所以痰、涎、唾三者从口而出。

肾水之邪下行则表现为阴部汗出、阴囊寒冷、脚下隐隐作痛。肾水之邪附着肝木上行之势，表现为头面的两目干涩、

---

①眵（chī）：俗称眼屎。
②冷泪：《济生拔萃》无"冷"字。

眼屎、眼泪，其原因在于肺金虚弱，肝木不受制约而亢盛，肾水才能上泛为病。

夫脾胃不足，皆为血病，是阳气不足，阴气有余，故九窍不通。诸阳气根于阴血中，阴血受火邪则阴盛，阴盛则上乘阳分，而阳道不行，无生发升腾之气也。夫阳气走空窍者也，阴气附形质者也，如阴气附于土，阳气升于天，则各安其分也。今所立方中，有辛甘温药者，非独用也；复有甘苦大寒之剂，亦非独用也。以火、酒二制为之使，引苦甘寒药至顶，而复入于肾肝之下，此所谓升降浮沉之道，自偶而奇，奇而至偶者也（阳分奇，阴分偶）。泻阴火以诸风药，升发阳气以滋肝胆之用，是令阳气生，上出于阴分，末用辛甘温药接其升药，使大发散于阳分，而令走九窍也。

【语译】

凡脾胃亏虚，大多可导致阴血受病。阴血为阳气之根，为阳气所依附。脾胃虚弱，则心火来乘，阴血受火邪则阴盛而化为阴火。阴火旺盛则上乘阳分，侵占阳气（脾胃清阳、水谷精微）上升蒸腾之道路，致使上焦阳气不足而阴火有余，可使九窍不得阳气滋养而生病（此指头面五官七窍）。

阳气在生理上是要向上走滋养头面诸窍的，阴气是要附着滋养有形的形体组织的。如果像自然界一样，阴气附着于有形的大地，阳气上升于天空，则阴阳各安其分。这是人体正常的生理状态。

在本书所创立的方剂中，有辛甘温的药物，可以补、引阳气而上行，但并非单独使用；也有甘苦大寒沉降清热的药物，同样不会单独应用。用炒制和酒制这两种方法引导药物的走向，使苦甘寒的药物先上行到头顶最高部位，然后再沉降入下焦肝肾之位，这就是从阳（上）到阴（下）、从阴（下）到阳（上），升降浮沉的妙理啊！

泻阴火可以选用祛风类药物，因为这类药物可以辛散，辅助肝胆的升发之气，使得阳气从阴分（阴位，下焦、形质）而升发上行。然后再用甘温益气的药物补益脾胃，使其接续风药之升发，这样的话阳气就能顺利到达阳分（阳位、上焦、四肢、腠理、九窍）。

【释疑】

"夫脾胃不足，皆为血病，是阳气不足，阴气有余，故九窍不通。诸阳气根于阴血中，阴血受火邪则阴盛，阴盛则上乘阳分，而阳道不行，无生发升腾之气也"。此句难以理解之处在于"血病""阴气""阴血""阴盛"这些概念名称的内容与相互关系。

由于"诸阳气根于阴血中"，阳气附着于阴血，若脾胃不足则气血生化乏源，因此则"血病"，"血病"即当指血之亏虚，同时阳气亦不能率血上行阳分（阳分指的是上焦、头面、皮毛、腠理、九窍等部位）。

而"阳气不足，阴气有余"，此处的"阴气"当是"阴火"，亦可指脾虚所生之水湿过多而阻滞阳气上升；而"阴气有余""阴盛"则当指阴火亢盛，以及脾虚而水湿为患。

而"阳气不足"之"阳气"，当指水谷所化之精气，包括津液及营卫的来源。因为这些精气要升发至人体阳分，然后方能沉降，故而称之为"阳气"。

经云："食入于胃，散精于肝，淫气于筋。食入于胃，浊气归心，淫精于脉，脉气流经，经气归于肺，肺朝百脉，输精于皮毛，毛脉合精，行气于腑。"① 且饮食入胃，先行阳道，而阳气升浮也。浮者，阳气散满皮毛；升者，充塞头顶，则九窍通利也。若饮食不节，损其胃气，不能克化，散于肝，归于心，溢于肺，食入则昏冒欲睡，得卧则食在一边，气暂得舒，是知升发之气不行者此也。

【语译】

《素问·经脉别论》指出，饮食进入胃后，经过消化，将精气散布到肝和筋、心和脉。脉中的精气汇入大的经脉，经脉之气又依赖于肺气的推动。肺推动运行全身的血脉，将

① 语出《素问·经脉别论》，有出入。

精气输送到体表的皮毛，皮毛和脉络再重新将外部的精气向内输送到六腑。从这段经文可以看出，饮食入胃后，先向上、向外运行升浮于人体的阳位，浮，即阳气散布充满于皮毛；升，即阳气充满于上部阳位的头顶，则九窍（此处偏指头面七窍）就会得到滋养而通利。

如果饮食不节而损伤胃气，食物之精不得外散，反而聚集于肝、心、肺等脏，那么饮食一旦入胃，就会昏昏欲睡。躺在床上侧卧，饮食会偏布于一侧，气机得以暂时舒畅。可见这就是升发之气不能运行的一个典型例子。

经云："饮入于胃，游溢精气，上输于脾，脾气散精，上归于肺。"[1]病人饮入胃，遽觉至脐下，便欲小便，由精气不输于脾，不归于肺，则心火上攻，使口燥咽干，是阴气大盛，其理甚易知也。况脾胃病则当脐有动气，按之牢若痛，有是者乃脾胃虚，无是则非也，亦可作明辨矣。

【语译】

《素问·经脉别论》中说，水饮进入胃后，经过气化，将精气向上传输给脾，脾又将精气向上输送于肺。病人刚饮用了水，立即觉得下行至于肚脐之下，很快就要去小便，这是因为水中精气不能输布于脾肺，上焦津液不足，心火就会

---

① 语出《素问·经脉别论》。

亢盛，表现为口燥咽干，还导致上焦阳分阴火亢盛，下焦阴分、形质的阴气（脾虚所生的湿浊）过多，这个道理是很容易理解的。况且脾胃有病，在肚脐部位会有跳动感，按之有坚硬或痛感，如果有这个症状就确定是脾胃亏虚，没有此症则不是脾胃亏虚，这点也可以作为辨证的一个典型依据。

【释疑】

文中虽云"是阴气大盛，其理甚易知也"，实际上并不太容易理解"阴气"所指内容。"阴气"在此当包括两个部分，一指阴火，一指湿浊。"阴气大盛"一方面指上焦阳分阴火亢盛，一方面下焦阴分、形质的湿浊过多。

脾胃不足，是火不能生土，而反抗拒，此"至而不至，是为不及也"。

白术（君）　人参（臣）　甘草（佐）　芍药（佐）①　黄连（使）　黄芪（臣）　桑白皮（佐）

诸风药皆是风能胜湿也，及诸甘温药亦可。

脾胃虚弱至而不至方

	黄连		
诸风药	白术、人参、甘草、黄芪		芍药、桑白皮

---

① 佐：《济生拔萃》"佐"作"使"。

【语译】

按照五行来讲，脾胃不足，在于火不能生土，反而侵犯脾胃，即前文所讲的"至而不至，是为不及也"。

各种风药加入亦可，因为脾虚生湿，风药可以祛风胜湿，其他甘温药物补益气血也可以加入。

【方解】

配伍以白术健脾益气为君；人参、黄芪益气辅助君药为臣；甘草甘温益气佐助君臣，芍药、桑白皮敛肺清肺防止心火刑肺金为佐；黄连清泻心火为使。即白术、人参、黄芪、甘草健脾益气为主要治法，芍药、桑白皮清热收敛护肺为次，黄连清泻心火又次之，总体上此方是针对脾胃亏虚，兼顾心肺的病变而用药。

心火亢盛，乘于脾胃之位，亦"至而不至，是为不及也"。

黄连（君）　黄柏（臣）　生地黄（臣）　芍药（佐）
石膏（佐）　知母（佐）　黄芩（佐）　甘草（佐）

【语译】

若由于心火亢胜而侵犯脾胃，导致脾胃受损，亦属于"至而不至，是为不及也"的情况。

【方解】

用黄连清泻心火为君药；黄柏、生地清热泻火为臣药，石膏、知母、黄芩佐助黄连、黄柏、生地清热，甘草益气，芍药针对肺金受心火之刑而为佐药。即方中用黄连、黄芩、黄柏、石膏、知母清泻火热之亢盛，芍药顾护肺金，甘草补益脾胃，此方是针对心火亢胜伤及肺、脾而用药。

脾胃虚弱至而不至、心火来乘方

黄连、黄柏、生地、石膏、黄芩、知母	
甘草	芍药

【释疑】

此处东垣先生创立两方，一方针对脾胃亏虚情况下心、肺的病变而综合用药，一方针对心火亢盛侵犯肺、脾的病机而用药。这两种病症治疗模型很明显是依照五行生克乘侮的理论而创立的。

肝木妄行，胸胁痛，口苦舌干，往来寒热而呕，多怒，四肢满闭，淋溲便难，转筋，腹中急痛，此"之也"。

羌活（佐）　防风（臣）　升麻（使）　柴胡（君）　独活（佐）　芍药（臣）　甘草（臣）　白术（佐）　茯苓（佐）　猪苓、泽泻（佐）　肉桂（臣）　藁本　川芎　细辛　蔓荆子　白芷　石膏　黄柏（佐）　知母　滑石

【语译】

脾胃虚弱，则肝在心火的影响下导致肝木亢盛而妄行，症见胸胁疼痛，口苦舌干，往来寒热，呕吐，多怒，四肢胀满不通畅，大小便困难，痉挛转筋，腹中疼痛，这种情况就是前面所论的"之也"。

脾胃虚弱肝木来乘方

	石膏、黄柏、知母	
柴胡、防风、肉桂、羌活、独活、藁本、细辛、蔓荆子、白芷、升麻	白术、甘草	芍药
川芎		茯苓、泽泻、猪苓、滑石

【方解】

处方用药以柴胡为君，防风、芍药、肉桂、甘草为臣，羌活、独活、白术、茯苓、猪苓、泽泻、藁本、川芎、细辛、蔓荆子、白芷、石膏、黄柏为佐，升麻、知母、滑石为使。

由于肝木为湿热（土、火）所郁遏，则需风药辛散疏泄，令风木条达，药用柴胡、防风、肉桂、羌活、独活、藁本、川芎、细辛、蔓荆子、白芷、升麻；子令母实，心肝亢盛，则清泻火热，药用石膏、黄柏、知母；脾虚生湿，郁遏肝木，则利水渗湿，药用茯苓、泽泻、猪苓、滑石；同时补益脾胃，药用白术、甘草；芍药以护肺金，防止心火、肝木刑克。

肺金受邪，由脾胃虚弱，不能生肺，乃"所生受病也"。

故咳嗽，气短气上，皮毛不能御寒，精神少而渴，情惨惨而不乐，皆阳气不足，阴气有余，是体有余而用不足也。

人参（君）　白术（佐）　白芍药（佐）　橘皮（臣）青皮（以破滞气）　黄芪（臣）　桂枝（佐）　桔梗（引用）桑白皮（佐）　甘草（诸酸之药皆可）木香（佐）　槟榔　五味子（佐，此三味①除客气）

【语译】

肺金受邪气损伤，是因为脾胃虚弱后，土不能生金，这种情况就属于上文所述的"所生受病"。症状表现为气短、咳喘（气上），皮肤不能抵御寒冷，精神不足，口渴，情绪凄惨低落。这些症状产生的原因在于人体升发的阳气不足，而阴气过多，即人体形质得不到阳气的滋养所致，又可以称之为"体有余而用不足"。

脾胃虚弱肺金受邪方

| 桂枝 | 人参、黄芪、白术、甘草 | 橘皮、青皮、木香、槟榔 | 桔梗 |
| | | | 白芍、五味子桑白皮 |

---

① 此三味：《东垣十书》作"此二味"。

【方解】

用药当以人参为君，黄芪、橘皮、青皮为臣，白术、甘草、桂枝、白芍、五味子、桑白皮、木香、槟榔为佐，桔梗为引载药上行。即以人参、黄芪、白术、甘草健脾益气为主；橘皮、青皮、木香、槟榔理气行滞而降肺气；白芍、五味子敛肺补肺；桂枝辛温发散，助阳气上升；桔梗引经至肺。整体上以培土生金、升宣阳气的治法为主，调理肺胃、行气降气为次，敛肺又次之。

木香、槟榔、五味子三药，可以降肺胃之气，行气导滞，故云"此三味除客气"，即消除滞气之意。

肾水反来侮土，"所胜者妄行也"。作涎及清涕，唾多，溺多，而恶寒者是也。土火复之，及三脉为邪，则足不任身，足下痛，不能践地，骨之无力，喜睡，两丸冷，腹阴阴而痛，妄闻妄见，腰脊背胛皆痛。

干姜（君）　白术（臣）　苍术（佐）　附子（佐炮，少许）肉桂（佐，去皮，少许）　川乌头（臣）　茯苓（佐）　泽泻（使）猪苓（佐）

【语译】

脾胃不足，则肾水反来侮土，即前文所论之"所胜者妄行"。症状可见流涎、清涕、唾液多、小便多，同时自觉恶寒。

土与火如果反过来报复肾水，以及冲、任、督三脉为病，则见足软不能行走，足下疼痛，不能触碰地面，自觉骨软无力，嗜睡，睾丸冷，腹部冷痛，幻听、幻视，腰背肩胛脊柱疼痛。

脾胃虚弱肾水来侮方

白术、干姜	苍术	茯苓、猪苓、泽泻
川乌、附子、肉桂		

【方解】

方中以干姜为君，白术、川乌为臣，附子、肉桂、苍术、茯苓、猪苓为佐，泽泻为使。即以干姜、川乌、附子、肉桂辛热之品温阳散寒为主要治法，白术、苍术、茯苓、猪苓、泽泻健脾祛湿为次。

夫饮食入胃，阳气上行，津液与气，入于心，贯于肺，充实皮毛，散于百脉。脾禀气于胃，而灌溉四旁，营养气血者也。今饮食损胃，劳倦伤脾，脾胃虚则火邪乘之，而生大热，当先于心分补脾之源。盖土生于火，兼于脾胃中泻火①之亢甚，是先治其标，后治其本也。

【语译】

饮食入胃之后，经过消化，属于阳的物质与能量要向上

---

①底本"泻火"后至"生化之源"675字原脱，据《东垣十书》补。

向外升发，进入上焦心肺，充实滋养外部的皮毛，散布于血脉之中。脾散布的精气来源于胃，然后方能灌溉其他四脏，营运滋养气血。如果饮食损伤胃气，劳倦损伤脾气，则脾胃虚弱。脾胃虚弱则火邪来侵犯，从而产生大热。在治疗时应当依照"火为土之母"的原则，从心与小肠出发来补益脾胃。同时，清泻心火时，又要当兼顾脾胃的亏虚，这就是体现了先治其标、后治其本的治疗原则。

且湿热相合，阳气日以虚，阳气虚则不能上升，而脾胃之气下流，并于肾肝，是有秋冬而无春夏。春主升，夏主浮，在人则肝心应之，弱则阴气盛，故阳气不得经营。经云：阳本根于阴，惟泻阴中之火，味薄风药，升发以伸阳气，则阴气不病，阳气生矣。传云："履端于始，序则不愆。"[1]正谓此也。《四气调神大论》云："天明则日月不明，邪害空窍，阳气者闭塞，地气者冒明，云雾不精，则上应白露不下。"在人则缘胃虚，以火乘之。脾为劳倦所伤，劳则气耗，而心火炽动，血脉沸腾，则血病，而阳气不治，阴火乃独炎上，而走于空窍，以至燎于周身，反用热药以燥脾胃，则谬之谬也。

【语译】

　　况且脾虚所生的湿，与心火相合而为湿热，湿热盛则阳

──────────

①履端于始，序则不愆（qiān）：语出《左传·文公》。年历的推算以冬至作为开始，四季的次序就不会错乱。

气逐渐亏虚，阳气亏虚则不能升浮，脾胃之气（包括水谷）反而下沉，与下焦肝肾相合并，导致的后果如同一年四季气机运转只有秋冬之消沉，而无春夏之升浮。春季主升发，夏季主浮长，在人体分别与肝和心相应。肝心之阳气升浮无力，则脾胃消化的水谷精气随肺肾消沉而阴气亢盛，从而阳气不得经营濡养。

根据《内经》的原则，阳气的根源在于阴，最好的治法就是泻阴分的火热，同时用味薄的风药，来升发舒展人体的阳气，这样阴气不会为病，阳气就能化生。如同《左传》把冬至日作为一年的开端，认为这样推算时间就不会错乱，因为冬至是阴极生阳的节点，治法上与这个道理是相通的。

《素问·四气调神大论》指出，天气蒙昧则遮蔽日月，阴邪充斥于天地之间，阳气闭塞不得舒展，地中阴气蒙昧阻滞，天上的云雾不是真正的阳气蒸腾所致（象征人体水谷精气），同样云雾也不能下降为甘露而滋养万物。在人体上，这种现象对应的病机就是胃虚而火来侵犯，脾因劳倦所伤而阳气损耗，劳倦又导致心火炽盛，心所主的血脉就会受煎灼而沸腾，因而出现血病，阳气的产生和运行失常，阴火就会旺盛而侵犯上焦阳位，充斥熏灼于皮毛和全身。这种情况下反而用热药去燥湿健脾，损伤脾胃所产生津液，实在是错上加错。

【释疑】

此处所讲的脾胃虚弱、阴火内盛的机制，在于脾胃虚弱不能将水谷精气（即阳气）升发而滋养形体（阴分），相反产生的湿浊（阴盛）阻碍阳气（水谷精气）的升发。同时劳倦又致心火（阴火）旺盛，心火旺盛则损耗营血（血脉沸腾），因为营血是心火的物质基础。总而言之，这三个因素包括阳气（水谷精气）虚弱、阴盛（湿浊）、阴火旺盛。所以治疗时应当针对性用药，不能单独地去用温热药物健脾燥湿以除阴气，这样的话反而会导致阴火更加亢盛而损耗阳气（水谷精气）。

胃乃脾之刚，脾乃胃之柔，表里之谓也。饮食不节，则胃先病，脾无所禀而后病；劳倦则脾先病，不能为胃行气而后病。其所生病之先后虽异，所受邪则一也。

【语译】

脾胃互为表里，刚柔相济，胃是柔的部分，脾是刚的部分。饮食失节，则胃首先受伤。劳倦过度，则脾先受损，脾不能为胃布散水谷精气，胃因此亦病。脾胃生病虽然有先后的差别，但是所受纳的邪气（湿浊）则是相同的。

胃为十二经之海，十二经皆禀血气，滋养于身，脾受胃之禀，行其气血也。脾胃既虚，十二经之邪，不一而出。

【语译】

胃是十二经之海，十二经要运行血气而滋养全身，胃中水谷精气要依赖脾才能产生和运行经络的气血。脾胃虚弱之后，十二经脉都可能产生疾病，各不相同。

假令不能食而肌肉削，乃本病也。其右关脉缓而弱，本脉也。而本部本证脉中兼见弦脉，或见四肢满闭、淋溲便难、转筋一二证，此肝之脾胃病也。当于本经药中，加风药以泻之。

【语译】

如果病人不能饮食而肌肉消瘦，这是脾胃所产生的典型症状。其右关脉缓弱，这是脾胃病变的典型脉象。如果在右关的缓脉中兼见弦象，或者见到四肢胀满不畅、大小便困难、痉挛转筋这样的症状，这是肝病侵犯脾胃的表现。应当在治疗脾胃的药物中，加上风类药物以疏肝泻木。

本部本证脉中兼见洪大，或见肌热、烦热、面赤而不能食、肌肉消一二证，此心之脾胃病也。当于本经药中，加泻心火之药。

【语译】

右关脾胃脉缓脉中兼见洪大脉象，症状可见肌表发热、烦躁内热、面红、不能饮食、肌肉消瘦等，这是心病侵犯脾胃的表现。应当在脾胃药中加上泻心火的药物来治疗。

本部本证脉中兼见浮涩，或见气短、气上、喘咳、痰盛、皮涩一二证，此肺之脾胃病也。当于本经药中，兼泻肺之体，及补气之药。

【语译】

右关脾胃缓脉中兼见浮涩脉象，症状可以见到气短、上气、咳喘、痰多、皮肤干涩等，这是肺病涉及脾胃的病变。应当在脾胃药中增加泻肺之体（肺中湿浊，即行气药）的药物和补气的药物。

本部本证脉中兼见沉细，或见善恐欠之证，此肾之脾胃病也，当于本经药中，加泻肾水之浮，及泻阴火伏炽之药。

【语译】

右关脾胃缓脉中兼见沉细脉象，见到易于恐惧、时常哈欠的症状，这是肾病涉及脾胃的病变。应当在脾胃药中增加驱逐肾水泛滥或者清泻阴火内伏的药物。

经云：病有逆从，治有反正①。除四反治法②，不须论之。其下云：惟有阳明、厥阴，不从标本，从乎中也。其注者，以"阳明在上，中见太阴，厥阴在上，中见少阳"为说，予独谓不

———————

① 引自《素问·至真要大论》。
② 四反治法：见李东垣《医学发明·病有逆从治有反正论》，指手少阳三焦经治法为通因通用，手少阴心经治法为寒因热用，足太阳膀胱经治法为热因寒用，手太阴肺经治法为塞因塞用。

然。此中，非中外之中也，亦非上中之中也，乃不定之辞。盖欲人临病消息，酌中用药耳。以手足阳明、厥阴者，中气也，在卯酉之分，天地之门户也。春分、秋分，以分阴阳也，中有水火之异者也。况手厥阴为十二经之领袖，主生化之源，足阳明为十二经之海，主经营之气，诸经皆禀之。言阳明、厥阴与何经相并而为病，酌中以用药，如权之在衡，在两则有在两之中，在斤则有在斤之中也。所以言此者，发明脾胃之病，不可一例而推之，不可一途而取之，欲人知百病皆由脾胃衰而生也，毫厘之失，则灾害立生。

【语译】

《内经》指出，病有顺逆，治法也有正治、反治两种。在六经治法中，少阳宜通因通用、少阴宜寒因热用、太阳宜热因寒用、太阴宜塞因塞用，称之为"四反治法"，这里不须赘述。阳明、厥阴二经，不从六气标本理论，没有确定不变的治法（"从乎中也"），这里的"中"，指的不是一些医家注解的"阳明在上，中见太阴，厥阴在上，中见少阳"的"中气"，也不是内（"中"）外的"中"，更非上中下的"中"，我以为"中"指的是没有确定治法的意思。大意是提示医生临证是要观察病人病情的具体变化，因病用药。

从六经与地支对应的时空模型来讲，手足阳明、厥阴经，在正东方的卯位和正西方的酉位，这两个方位正好是水火（正上午为火，正下子为水）、阴阳、上下（天地）、寒热的分界，所以被称为天地之门户，相当于一年四季的春分和秋分，而春分、秋分不寒不热或寒热不定，因此阳明、厥阴为"中气"，指的是不确定的意思。

况且手厥阴联系包络，统领十二经脉，是生化的源泉；足阳明胃为十二经之海，其他经脉都禀受阳明经所提供的营养。整体而言，阳明、厥阴与其他经相并而病，斟酌具体情况而用药，不像另外四经有确定的"四反治法"。可以拿秤杆与秤锤的关系来形象地比喻阳明、厥阴二经与其他经合病时的治疗，如重量为两则秤锤放在两的秤星中，如重量为斤则秤星放在斤的秤星中。

之所以这样讲，目的在于阐发宣明脾胃的病变，不可以用一定的死板准则去推知，也不可以仅用一个方法去治疗。大家要明白大多数的病都是因为脾胃虚衰而产生，需要体察脾胃与其他脏腑之间微妙的关系，诊治时即便是毫厘之差，也会导致严重的后果。

【释疑】

本论中的"四反治法"和阳明、厥阴的"正治法"，并非一般意义上的热病寒治、寒病热治。"四反治法"是从《内经》标本中气理论出发而发挥创新的一种治法范畴，阳明、厥阴的"正治法"又从脾胃为中心的理论出发，脱离标本中气理论。

可见以张元素、李东垣为代表的易水学派在中医理论方面的发挥，亦可见其对中医研究的精微深入。由于内容比较繁复，读者可详阅《医学发明·病有逆从治有反正论》，本书不再赘述。

假如时在长夏，于长夏之令中立方，谓正当主气衰而客气旺之时也，后之处方者，当从此法加时令药，名曰补脾胃泻阴火升阳汤。

补脾胃泻阴火升阳汤

柴胡（一两五钱）　甘草（炙）　黄芪（臣）　苍术（泔浸，去黑皮，切作片子，日曝干，锉碎炒）　羌活（以上各一两）　升麻（八钱）　人参（臣）　黄芩（以上各七钱）　黄连（去须，酒制，五钱炒，为臣为佐）　石膏（少许，长夏微用，过时去之，从权）

上件吹咀，每服[1]三钱，水二盏，煎至一盏，去渣，大温服。早饭后、午饭前，间日服。服药之时，宜减食，宜美食。服药讫，忌语话一二时辰许，及酒、湿面、大料物之类，恐大湿热之物，复助火邪而愈损元气也。亦忌冷水及寒凉淡渗之物及诸果，恐阳气不能生旺也。宜温食及薄滋味，以助阳气。

大抵此法此药，欲令阳气升浮耳，若渗泄淡味，皆为滋阴之味，为大禁也。虽然，亦有从权而用之者。如见肾火旺及督、任、冲三脉盛，则用黄柏、知母，酒洗讫，火炒制加之，若

---

① 服：底本作"且"，据文义改。

分两则临病斟酌，不可久服，恐助阴气而为害也。小便亦或涩，当利之，大便涩，当行之，此亦从权也，得利，则勿再服。此虽立食禁法，若可食之物，一切禁之，则胃气失所养也，亦当从权而食之，以滋胃也。

【语译】

假如治病时正处于长夏，则应当因时制宜而立方，此时脾胃虚弱（主气衰）而气候中湿热旺盛（客气旺），后面的处方也应当遵此法依时令加药。本方命名为补脾胃泻阴火升阳汤。

【方解】

本方以柴胡为君，黄芪、人参、甘草、苍术、羌活、升麻为臣，黄芩、黄连为佐，石膏在长夏时少量加入。即本方以柴胡、苍术、羌活、升麻辛散升浮阳气为主，同时以黄芪、人参、甘草甘温益气补益脾胃为次，黄芩、黄连、石膏清热泻火又次之，诸药合用，起到升阳、健脾、泻火、祛湿的功效。

本方服用后，应当

补脾胃升阳散火汤方阵图

黄芩、黄连、石膏	
柴胡、苍术、羌活、升麻	黄芪、人参、甘草

减少食量，但是饮食要精美。刚服完药 2～4 小时内尽量少说话，忌饮酒、湿面、大料之类易于生湿的食物，这是因为这些食物会增加火热而损耗元气。也禁忌冷水、瓜果及其他寒凉的饮食，以防止阳气的升发受到损伤。饮食应当适度温热，易于消化和吸收。

这类方药和禁忌，大体上都是为了让阳气更好地升浮于人体阳分。淡渗下行的药物和食物，大多能增强阴分的阴气，故而是需要特别禁忌的。但是也有例外的情况，比如兼见肾中火旺或者督、任、冲三脉旺盛，就需要用黄柏、知母苦寒清热助阴，只是二药须酒洗、火炒，用量也需要斟酌，不可以长期服用，否则会助阴抑阳妨害人体。小便若涩滞不畅则当渗利，大便艰难则当通下，这也是根据情况应当用的治法，但是一旦通利就当停药，不可再次服用。这里虽然立了饮食的禁忌规矩，但是如果完全不食，则胃气难以得到充分滋养，所以仍然要根据情况来决定，主要目的还是为了滋养胃气。

四、肺之脾胃虚论

脾胃之虚，怠惰嗜卧，四肢不收，时值秋燥令行，湿热少退，体重节痛，口苦舌干①，食无味，大便不调，小便频数，不嗜食，食不消。兼见肺病，沥淅恶寒，惨惨不乐，面色恶而不和，乃阳气不伸故也。当升阳益胃，名之曰升阳益胃汤。

【语译】

脾胃虚弱的症状，可见倦怠嗜卧，四肢无力收持。若遭遇秋季燥金之时，天气的湿热已经少少退去，身体重，肢节疼痛，口苦口干，饮食无味，大便不调，小便频数，食物不能消化。如兼见肺病，症见恶寒不适，情绪低落，面色憔悴不和，这是因为阳气不能伸展所导致的。应当升发阳气，补益胃气，治疗的方剂命名为升阳益胃汤。

升阳益胃汤

黄芪（二两） 半夏（汤洗，此一味脉涩者宜用） 人参（去芦） 甘草（炙，以上各一两） 防风（以其秋旺，故以辛温泻之） 白芍药 羌活 独活（以上各五钱） 橘皮（连瓤，四钱） 茯苓（小便利、不渴者勿用） 泽泻（不淋勿用） 柴胡 白术（以上各三钱） 黄连（二钱）

---

① 口苦舌干：《济生拔萃》作"口干舌干"。

何故秋旺用人参、白术、芍药之类反补肺？为脾胃虚则肺最受病，故因时而补，易为力也。

【方解】

本方用黄芪甘温益气为主，人参、甘草、白术助黄芪健脾益气，防风、羌活、独活、柴胡辛散升浮阳气，半夏、橘皮散滞降肺气，茯苓、泽泻利水渗湿去阴气，白芍酸敛益肺，黄连清泻心火。整体升散阳气、补益脾胃为主，降泻湿浊为次，佐以清心火、敛肺阴，共成升阳益胃汤。

为什么秋令凉气旺盛用人参、白术、芍药之类反而补肺？因为脾胃虚则金不生土，则肺亦亏虚，肺最容易生病，在秋季肺金当令时补肺，更容易发挥药物补肺的效果。

升阳益胃汤方阵图

黄连		
防风、羌活、独活、柴胡	黄芪、人参、甘草、白术	半夏、橘皮
		茯苓、泽泻
		白芍

上㕮咀。每服三钱，生姜五片，枣二枚，去核，水三盏，同煎至二盏，去渣，温服，早饭、午饭之间服之。禁忌如前。其药渐加至五钱止。服药后，如小便罢而病加增剧，是不宜利小便，当少去茯苓、泽泻。若喜食，初一二日不可饱食，恐胃再伤，以药力尚少，胃气不得转运升发也。须薄滋味之

食，或美食，助其药力，益升浮之气，而滋其胃气也。慎不可淡食，以损药力，而助邪气之降沉也。可以小役形体，使胃与药得转运升发，慎勿大劳役，使复伤。若脾胃得安静尤佳。若胃气少觉强壮，少食果，以助谷药之力。经云"五谷为养，五果为助"①者也。

【语译】

上面的药物粉碎，每次服用三钱，生姜五片，大枣二枚（去核），水三盏，一起煎煮到二盏，滤去药渣，在早饭和午饭之间温服。调养的注意事项和前面一样。药量应该逐渐加到五钱为至。服用药物后，如果小便减少、病情加重，则不应该渗利小便，应当减少茯苓、泽泻的用量。如果食量增加，刚服药的前两日不要饮食过饱，否则脾胃会再次受伤，因为药效刚开始发挥作用，脾胃还不能完全恢复正常运转升发的能力。必须吃清淡的饮食，或者少量精美的食物，辅助药效，滋养脾胃，增强升浮的作用。不要服用淡渗下行的药物，以免破坏药效，反而使阳气沉降，增加人体的邪气（湿浊）。可以稍稍活动身体，帮助脾胃和药效运转升发，切不可运动过度，再次损伤脾胃。如果脾胃能得到静养更好。若胃气有所改善，可以稍吃点水果，帮助药物和食物的消化吸收。这就是《内经》所说的"五谷为养，五果为助"的道理。

---

① 语出《素问·脏气法时论》。

五、君臣佐使法

《至真要大论》云："有毒无毒，所治为主。"主病者为君，佐君者为臣，应臣者为使。一法，力大者为君。

【语译】

《至真要大论》指出：无论有毒无毒的药物，主治的药物就是君药。针对疾病的药物是君药，帮助君药的药物是臣药，帮助臣药的是使药。另外一种说法是，在方中力量大的是君药。

凡药之所用，皆以气味为主，补泻在味，随时换气。气薄者，为阳中之阴，气厚者，为阳中之阳；味薄者，为阴中之阳，味厚者，为阴中之阴。辛、甘、淡中热者，为阳中之阳，辛、甘、淡中寒者，为阳中之阴；酸、苦、咸之寒者，为阴中之阴，酸、苦、咸之热者，为阴中之阳。夫辛、甘、淡、酸、苦、咸，乃味之阴阳，又为地之阴阳也；温、凉、寒、热，乃气之阴阳，又为天之阴阳也。气味生成，而阴阳造化之机存焉。一物之内，气味兼有，一药之中，理性具焉，主对治疗，由是而出。

【语译】

但凡药物的功效，都是以其气味为主要依据。补泻的依据是药物的辛酸咸苦甘淡六味，又要根据具体情况选用寒热温凉之气。气薄的属于阳中之阴，气厚的属于阳中之阳。味薄的属于阴中之阳，味厚的属于阴中之阴。辛、甘、淡味的热性药物，属于阳中之阳；辛、甘、淡味的寒性药物，属于阳中之阴。酸、苦、咸味的寒性药物，属于阴中之阴；酸、苦、咸的热性药物，属于阴中之阳。

辛、甘、淡、酸、苦、咸这六味属于地，可以按照地的阴阳来分类，温、凉、寒、热四气属于天，可以按照天的阴阳来分类。每味药物都含有气味，阴阳造化的奇妙就蕴含其中。一物之内，有气有味，一药之中，含有个体的本质属性和天地的道理，其所能主治的病证，就是以此为依据的。

假令治表实，麻黄、葛根；表虚，桂枝、黄芪。里实，枳实、大黄；里虚，人参、芍药。热者，黄芩、黄连；寒者，干姜、附子之类为君。

【语译】

假如治疗表实证，用麻黄、葛根为君；表虚证用桂枝、黄芪为君。里实证用枳实、大黄为君；里虚证用人参、芍药为君。热证用黄连、黄芩为君；里寒证用干姜、附子为君。

君药分两最多，臣药次之，使药又次之，不可令臣过于君，君臣有序，相与宣摄，则可以御邪除病矣。如《伤寒论》云："阳脉涩，阴脉弦，法当腹中急痛。"以芍药之酸，于土中泻木为君。饴糖、炙甘草甘温补脾养胃为臣。水挟木势亦来侮土，故脉弦而腹痛，肉桂大辛热，佐芍药以退寒水。姜、枣甘辛温，发散阳气，行于经脉皮毛为使。建中之名，于此见焉。

【语译】

君药用量最多，臣药次之，使药最小，后两者用量不能超过君药，这样的话君臣组成秩序，相互作用，能够一起祛邪治病。如《伤寒论》中的小建中汤："左手脉涩，右手脉弦，症状应该见到腹中拘急疼痛。"方中用酸味的芍药疏泄肝木、顾护脾胃为君药，饴糖、炙甘草甘温补脾养胃为臣。肾水随肝木乘克脾土，故脉弦而腹痛。肉桂大辛大热散阴寒，佐助芍药退逐寒水。生姜、大枣辛甘温，可以发散阳气，使阳气运行于经脉皮毛为使药。"建中"的名字就是这样通过君臣佐使的配伍体现的。

有缓、急、收、散、升、降、浮、沉、涩、滑之类非一，从权立法于后。

【语译】

立方有缓、急、收、散、升、降、浮、沉、涩、滑等类，根据不同情况用药如下。

如皮毛肌肉之不伸，无大热，不能食而渴者，加葛根五钱；燥热及胃气上冲，为冲脉所逆，或作逆气而里急者，加炒黄柏、知母；觉胸中热而不渴，加炒黄芩；如胸中结滞气涩，或有热病者，亦各加之。

【语译】

如果阳气不能滋养皮毛肌肉，没有大热，不能饮食、口渴，加葛根五钱。在冲脉上逆情况下，燥热及胃气上冲，或者因上逆之气而里急腹痛的，加炒黄柏、知母；觉得胸中热而不口渴的，加炒黄芩；如果胸中气机运行不畅，或者有热病的，要分别加药。

如食少而小便少者，津液不足也，勿利之，益气补胃自行矣。

【语译】

如果饮食减少而且小便变少，这是津液不足的缘故，不要再渗利小便，用益气补脾胃的药物，小便就会恢复正常。

如气弱气短者，加人参，只升阳之剂助阳，尤胜加人参；恶热发热而燥渴，脉洪大，白虎汤主之；或喘者，加人参；如渴不止，寒水石、石膏各等分，少少与之，即钱氏①方中甘露散②，主身大热而小便数，或上饮下溲，此燥热也；气燥，

---

① 钱氏：指宋代名医钱乙，著有《小儿药证直诀》。
② 甘露散：见钱乙著《小儿药证直诀》卷下"玉露丸"（又名甘露散），治伤热吐泻黄瘦，组成为寒水石、石膏、甘草。

加白葵花；血燥，加赤葵花。

【语译】

如果气弱气虚气短，加人参补气；用升阳的药物助阳气升浮，效果比人参更好。如果恶热发热又有燥渴，脉象洪大，用白虎汤治疗；或者有气喘的，加人参补气止喘；如果口渴不止，加少量寒水石、石膏各等分，如同钱乙所创的甘露散①，可以治疗身体大热的同时小便多，或者一喝水就小便，这是体内有燥热的原因；气分的燥热加白葵花，血分的燥热加赤葵花。

如脉弦，只加风药，不可用五苓散；如小便行病增者，此内燥津液不能停，当致津液，加炒黄柏、赤葵花。

【语译】

如果脉象为弦脉，应该加风类药物，不能用利水的五苓散；如果小便恢复排泄但是病情反而加重的，这是因为体内燥热导致津液不能吸收，应当滋阴润燥，加炒黄柏、赤葵花。

如心下痞闷者，加黄连一、黄芩三，减诸甘药；不能食，心下软而痞者，甘草泻心汤则愈（痞有九种，治有仲景汤五方泻心汤）。如喘满者，加炙厚朴。如胃虚弱而痞者，加甘草。如喘而小便不利者，加苦葶苈（小便不利者加之，小便利为禁药也）。如气短气弱而腹微满者，不去人参，去甘草，加厚朴，然不若苦味泄之，而不令大便行。如腹微满而气不转加之。中满者，去甘草，倍黄连，加黄柏，更加三味，五苓散少许。

【语译】

如果心下痞闷，加黄连、黄芩（一比三）苦寒降胃，减去甘味药物；不能吃饭，心下软而痞闷，用甘草泻心汤（痞证有九种，治疗用张仲景的五个泻心汤）。如果胸满气喘，加炙厚朴。如果脾胃虚弱导致的痞证，加用甘草。如果气喘而且小便不利，加苦葶苈（小便不利可以加，小便过多就禁忌使用，因为葶苈泻肺利水）。如果气短气弱而且腹部稍胀满，不减去人参而减去甘草，加厚朴，然而不如用苦味药物以降痞气，同时又保持大便正常。如果腹部稍胀满，而且气不运转，加用苦味药。如果胃脘胀满，减去甘草，倍加黄连，加黄柏，更加三味（疑指五苓散中的猪苓、茯苓、泽泻），五苓散少许。

此病虽宜升宜汗，如汗多亡阳，加黄芪。四肢烦热肌热，与羌活、柴胡、升麻、葛根、甘草。如鼻流清涕恶风，或项、背、脊背强痛，羌活、防风、甘草等分，黄芪加倍，临卧服之。如有大热，脉洪大，加苦寒剂而热不退者，加石膏。如脾胃中热，加炒黄连、甘草。

【语译】

此类病变，虽然应该升散发汗，但是如发法太过，就要加黄芪固表止汗。四肢烦热肌肉发热的，加羌活、柴胡、升麻、葛根、甘草。如果鼻流清涕怕风，或脖子、背部、脊柱硬痛，用等量的羌活、防风、甘草，黄芪加倍，睡前服用。如果有大热，脉象洪大，加上苦寒的药物仍然热不退的，加上石膏甘寒清热。如果脾胃有热，加炒黄连、甘草。

凡治此病脉数者，当用黄柏，或少加黄连，以柴胡、苍术、黄芪、甘草，更加升麻，得汗出则脉必下，乃火郁则发之也。如证退而脉数不退，不洪大而疾有力者，多减苦药，加石膏。如大便软或泄者，加桔梗，食后服之。此药若误用，则其害非细，用者当斟酌，旋旋加之。如食少者，不可用石膏。石膏善能去脉数疾，病退脉数不退者，不可治也。如不大渴，亦不可用。如脉弦而数者，此阴气也，风药升阳以发火郁，则脉数峻退矣。

以上五法，加减未尽，特以明大概耳。

【语译】

凡是治疗此类疾病见有脉数的，应当用黄柏清热泻火，或少加黄连，同时加柴胡、苍术、黄芪、甘草、升麻发散阳气，患者汗出后脉象就会正常，这就是"火郁发之"的治法。如果症状消失而脉象仍数，有力但不洪大，应该减去苦寒药物，加上石膏。如果大便溏泄的加桔梗，饭后服用。石膏如果误用，后果较为严重，应斟酌使用，用量由小到大。如果饮食减少，不可以用石膏。石膏擅长治疗脉象数疾，但如果症状消失而脉象不退，就不可以用石膏治疗。如果没有大渴，也不能使用石膏。如果脉象弦数，这是阴寒郁遏阳气所致，用风药升阳散火，那么数脉很快就会消退。

以上五种方法，加减不能完全列出，只不过是让大家明白下大概的用药方法。

立方从权用药法

皮毛肌肉之不伸，无大热，不能食而渴者	燥热及胃气上冲，为冲脉所逆，或作逆气而里急者	觉胸中热而不渴	如胸中结滞气涩，或有热病者	如食少而小便少者，津液不足也	气弱气短者	恶热发热而燥渴，脉洪大
加葛根	加炒黄柏、知母	加炒黄芩	加炒黄芩	勿利之，益气补胃自行矣	加人参	白虎汤主之
或喘者	如渴不止	气燥	血燥	如脉弦	小便行病增者	心下痞闷
加人参	寒水石、石膏各等分，少少与之	加白葵花	加赤葵花	只加风药，不可用五苓散	加炒黄柏、赤葵花	加黄连一、黄芩三，减诸甘药
不能食，心下软而痞者	喘满者	胃虚弱而痞者	喘而小便不利者	气短气弱而腹微满者	中满者	汗多亡阳
甘草泻心汤则愈	加炙厚朴	加甘草	加苦葶苈	不去人参，去甘草，加厚朴	去甘草，倍黄连，加黄柏，五苓散少许	加黄芪
四肢烦热肌热	鼻流清涕恶风，或项、背、脊背强痛	有大热，脉洪大，加苦寒剂而热不退者	如脾胃中热	脉数者，火郁则发之	证退而脉数不退，不洪大而疾有力者	

与羌活、柴胡、升麻、葛根、甘草	羌活、防风、甘草等分，黄芪加倍	加石膏	加炒黄连、甘草	当用黄柏，或少加黄连，以柴胡、苍术、黄芪、甘草、升麻，得汗出则脉必下	多减苦药，加石膏	
大便软或泄者	如脉弦而数者					
加桔梗	风药升阳以发火郁					

六、分经随病制方

《脉经》云：风寒汗出，肩背痛，中风，小便数而欠者[1]。风热乘其肺，使肺气郁甚也，当泻风热，以通气防风汤主之。

【语译】

《脉经》指出，感受风寒，症见汗出，肩背疼痛，小便次数多，欠伸。这是因为风寒闭肺生热，风热之邪侵犯肺部，应当祛散风热，用通气防风汤治疗。

通气防风汤

柴胡　升麻　黄芪（以上各一钱）羌活　防风　橘皮　人参　甘草（以上各五分）藁本（三分）青皮　白豆蔻仁　黄柏（以上各二分）

上㕮咀，都作一服。水二大盏，煎至一盏，去渣，温服，食后。

【方解】

方用柴胡、升麻、羌活、防风、藁本为主药，以辛散发表；黄芪、人参、甘草甘温益气，补益脾胃；橘皮、青皮、白豆蔻散肺胃之滞气；黄柏清郁火。诸药合用，共奏益气解表、

---

① 出自《脉经》卷六"肺手太阴经病证第七"，有出入。

理肺清热之功。

气盛者，宜服；面白脱色，气短者，勿服。

如小便遗失者，肺气虚也，宜安卧养气，禁劳役，以黄芪、人参之类补之；不愈，当责有热，加黄柏、生地黄。

通气防风汤方阵图

柴胡、升麻、羌活、藁本	黄芪、人参、甘草	橘皮、青皮、白豆蔻

【语译】

以肺气壅闭为主的实证，此方宜服用；面色苍白没有光泽、气短的病人，由于本方以辛散发表为主，故而不宜服用，以防耗散正气。

如果肺气虚而小便失禁，应当静卧养气，不要过于劳累，可以用黄芪、人参之类药物补气。如果不愈，应该考虑有热，加黄柏、生地黄清热。

如肩背痛，不可回顾，此手太阳气郁而不行，以风药散之。

如脊痛项强，腰似折，项似拔，上冲头痛者，乃足太阳经之不行也，以羌活胜湿汤主之。

【语译】

如果肩背疼痛，不能转头回顾，这是因为手太阳经郁滞，应该用风药祛风通络。

如果脊背疼痛，脖子硬痛，腰和脖子疼痛就像被折断牵拉一样，这是因为足太阳经不通的原因，应该用羌活胜湿汤治疗。

羌活胜湿汤

羌活　独活（以上各一钱）　甘草（炙）　藁本　防风（以上各五分）　蔓荆子（三分）　川芎（二分）

上件㕮咀。都作一服，水二盏，煎至一盏，去渣，温服，食后。

【方解】

方用羌活、独活、藁本、防风、蔓荆子等风类药物祛风通络止痛，川芎活血化瘀，甘草甘缓而调和诸药。

如身重，腰沉沉然，乃经中有湿热也，更加黄柏一钱，附子半钱，苍术二钱。如腿脚沉重无力者，加酒洗汉防己半钱，轻则

羌活胜湿汤

羌活、独活、藁本、防风、蔓荆子	甘草
川芎	

附子，重则川乌头少许，以为引用而行血也。

如卧而多惊，小便淋溲者，邪在少阳、厥阴，亦用太阳经药，更加柴胡半钱，如淋加泽泻半钱，此下焦风寒二经合病也。经云：肾肝之病同一治，为俱在下焦，非风药行经不可也。

如大便后有白脓或只便白脓者，因劳役气虚，伤大肠也。以黄芪人参汤补之；如里急频见者，血虚也，更加当归。

【语译】

如果身体沉重，腰部沉困，这是因为相应经络中有湿热存在，应该加黄柏一钱、附子半钱、苍术二钱。如果腿脚沉重无力，加酒洗的汉防己半钱，轻的情况下加用附子，重的则加用少许川乌头，用以通经活血。

如果睡觉时容易受到惊吓，小便淋沥不畅，这是因为病邪在少阳经和厥阴经，这种情况下要在太阳经药物基础上加上少阳、厥阴经药物柴胡半钱。如果小便淋沥不畅的加泽泻半钱，这是下焦主风的肝经和主寒的肾经合病的原因。中医经典理论认为，"肾肝之病同一治"，这是因为肝肾同位于下焦，必须用风药才能通经而上行。

如果大便后有白脓，或者直接泻下白脓，这是因为劳役过度导致气虚，湿浊下注损伤大肠血络的原因，应该用黄芪人参汤健脾益气。如果里急后重多发者，这是因为血虚的原因，可以再加当归养血。

如肺胀膨膨而喘咳，胸高气满，壅盛而上奔者，多加五味子，人参次之，麦门冬又次之，黄连少许。

如甚则交两手而瞀①者，真气大虚也，若气短，加黄芪、五味子、人参；气盛，加五味子、人参、黄芩、荆芥穗。冬月，去荆芥穗，加草豆蔻仁。

【语译】

如果肺部胀满膨膨喘咳，张口抬肩，气满于胸而上逆，多加入五味子，人参、麦冬、黄连依次减少用量。

咳喘严重的情况下，两手相交、头晕目眩，这是真气极度衰弱的表现。如果气短，加入黄芪、五味子、人参；如果气盛，加入黄芪、五味子、黄芩、荆芥穗。冬季减去荆芥穗，加入草豆蔻仁。

如嗌痛颔肿，脉洪大，面赤者，如耳鸣目黄，颊颔肿，颈、肩、臑②、肘、臂外后廉痛，面赤，脉洪大者，以羌活、防风、甘草、藁本，通其经血，加黄芩、黄连消其肿，以人参、黄芪益其元气而泻其火邪。

如脉紧者，寒也，或面白善嚏，或面色恶，皆寒也，亦加羌活等四味，当泻足太阳，不用连、芩，少加附子以通其脉；面色恶，多悲恐者，更加桂、附。

---

①瞀（mào）：目眩，眼花。

②臑（nào）：自肩至肘前侧靠近腋部的隆起的肌肉。

【语译】如果咽喉、下颌肿痛，脉象洪大，面色红赤，或见耳鸣、目黄，两颊下颌肿大，颈、肩、臑、肘、臂外后侧疼痛，面色红赤，脉象洪大，用羌活、防风、甘草、藁本，通经行血，再加上黄连、黄芩清热消肿，人参、黄芪补元气而泻火邪。如果脉紧，或面白、喷嚏，或面色憔悴，有寒，也可以加入羌活等四味药，以辛散太阳经邪气，不再用黄连、黄芩，应该少加附子温通其脉；面色憔悴、情绪悲伤、恐惧，再加肉桂、附子温补肾阳。

如便白脓，少有滑，频见污衣者，气脱，加附子皮，甚则加米壳；如气涩者，只以甘药补气。当安卧不语，以养其气。

【语译】

如果大便滑泻带有白脓，经常失禁污衣，这是中气滑脱的原因，可以加附子皮，严重的加罂粟壳。如果不滑反而气滞的，只用甘味药物补中益气即可。同时当卧床休息，少言语，以培养元气。

羌活盛湿汤加减法

身重，腰沉沉然	腿脚沉重无力		卧而多惊，小便淋溲者	大便后有白脓或只便白脓者	里急频见者，血虚也
加黄柏一钱，附子半钱，苍术二钱	加酒洗汉防己半钱	轻则附子，重则川乌头少许	用太阳经药更加柴胡半钱	如淋加泽泻半钱	黄芪人参汤补之	更加当归

肺胀膨膨而喘咳，胸高气满，壅盛而上奔者	交两手而瞀者，真气大虚也			嗌痛颔肿，脉洪大，面赤者，如耳鸣目黄，颊颔肿，颈、肩、臑、肘、臂外后廉痛，面赤，脉洪大者		
多加五味子，人参次之，麦门冬又次之，黄连少许	若气短，加黄芪、五味子、人参	气盛，加五味子、人参、黄芩、荆芥穗	冬月，去荆芥穗，加草豆蔻仁	以羌活、防风、甘草、藁本通其经血	加黄芩、黄连消其肿	以人参、黄芪益其元气而泻其火邪
脉紧者，或面白善嚏，或面色恶	面色恶，多悲恐者	便白脓，少有滑，频见污衣者				
亦加羌活等四味，不用连、芩，少加附子	更加桂、附	气脱，加附子皮甚则加米壳	如气涩者，只以甘药补气			

七、用药宜禁论

凡治病服药，必知时禁、经禁、病禁、药禁。夫时禁者，必本四时升降之理，汗、下、吐、利之宜。大法"春宜吐"，象万物之发生，耕耨科斫①，使阳气之郁者易达也。"夏宜汗"，象万物之浮而有余也。"秋宜下"，象万物之收成，推陈致新，而使阳气易收也。"冬周密"，象万物之闭藏，使阳气不动也。经云：夫四时阴阳者，与万物浮沉于生长之门，逆其根，伐其本，坏其真矣②。又云：用温远温，用热远热，用凉远凉，用寒远寒③，无翼④其胜也。故冬不用白虎，夏不用青龙，春夏不服桂枝，秋冬不服麻黄，不失气宜。如春夏而下，秋冬而汗，是失天信，伐天和也。有病则从权，过则更之。

【语译】

但凡治病用药，都应该知道"时禁""经禁""病禁""药禁"几个方面的注意事项。"时禁"指的是治病用药必须要遵守天地四时升降浮沉的机制，汗、吐、下、利几种治法的适应情况。比如《伤寒论·伤寒例》讲"大法春宜吐"，取

---

① 耕耨（nòu）科斫（zhuó）：耕地除草，修剪枝蔓。耨，古代锄草的农具，引申为锄草。科，修剪枝蔓。斫，大锄，引申为用刀、斧等砍。
② 语出《素问·四气调神大论》，有出入。
③ 语出《素问·六元正纪大论》。
④ 翼：辅助，增加。

象于春季万物生发，农民要耕地除草、修理枝蔓，使大地和植物的阳气更易于从阴中生发而出。"夏宜汗"，取象夏季万物的阳气有余，浮于外上部位。"秋宜下"，取象秋季万物成熟收获，推陈出新，阳气收敛。"冬周密"，取象冬季万物的闭藏，阳气不要轻易扰动。

《内经》指出，阴阳四时是阴阳二气活动的过程，万物随阴阳四时而浮沉，人的养生当顺从阴阳四时的变化，如果违背这一根本规律，就会败坏人体的真气。还指出，春季要尽量避免温药的使用，夏季要尽量避免热药，秋季要尽量避免凉药，冬季要尽量避免寒药。所以在用药时不要加重四季本身导致的寒热温凉。所以古人讲冬天不用寒凉的白虎汤以助寒，夏天不用辛热的大小青龙汤以助热，春夏季节不用辛温的桂枝汤助热，秋冬不服用发散的麻黄汤悖逆收藏之气，这样就不会违背四季气机的变化规则。如果春夏季节使用下法，秋冬季节使用汗法，这样就违背了天地的升降规则，失去了天人相应的和谐。

但是也要看具体的情况，从权变化，一旦出现错误就要立即调整治法。

经禁者，足太阳膀胱经为诸阳之首，行于背，表之表，风寒所伤则宜汗，传入本则宜利小便；若下之太早，必变证百出，此一禁也。足阳明胃经，行身之前，主腹满胀，大便难，宜下之，盖阳明化燥火，津液不能停，禁发汗、利小便，为重损津液，此二禁也。足少阳胆经，行身之侧，在太阳、阳明之间，病则往来寒热，口苦胸胁痛，只宜和解；且胆者，无出无入，又主发生之气，下则犯太阳，汗则犯阳明，利小便则使生发之气反陷入阴中，此三禁也。三阴非胃实不当下，为三阴无传，本须胃实得下也。分经用药，有所据焉。

【语译】

　　"经禁"指的是六经病证治法的禁忌。如足太阳膀胱经，是三阳经之首，分布于背部，主持体表的最外层，受风寒后当辛散发汗，如传入膀胱则当利小便。如太阳未传入阳明就用下法，必然产生很多变证。这就是太阳经的治法禁忌。这就是经禁第一禁。

　　足阳明胃经分布于身体前面，主症为腹部胀满，大便艰难，治疗当用下法。这是因为阳明主燥，易与火合化，导致津液不能吸收，这种情况要禁止发汗、利小便，防止津液损伤。这就是经禁第二禁。

　　足少阳胆经，分布于人体侧面，位于太阳经和阳明经之间，其病证为寒热往来、口苦、胸胁胀痛，在治法上只宜和解。胆为清净之腑，无出无入，又主持人体气机的生发，如果用下法则伤太阳，如果用汗法则伤阳明，利小便则使生发之气下陷入人体下焦阴分。这就是经禁第三禁。

三阴病证只有在胃实的情况下才能用下法，这是因为三阴病之间没有传经，只有胃实才能泻下。分经用药，必须要有依据。

病禁者，如阳气不足，阴气有余之病，则凡饮食及药，忌助阴泻阳。诸淡食及淡味之药，泻升发以助收敛也；诸苦药皆沉，泻阳气之散浮；诸姜、附、官桂辛热之药，及湿面、酒、大料物之类，助火而泻元气；生冷、硬物损阳气，皆所当禁也。如阴火欲衰而退，以三焦元气未盛，必口淡淡，如咸物亦所当禁。

【语译】

"病禁"，以阳气不足、阴气有余为例，但凡饮食、药物，不要助阴泻阳。各种淡味的食物和药物，能够使阳气下陷而增强收敛的能力。各种苦味药物功能沉降，使阳气的升发能力下降。各种辛热的药物如干姜、附子、官桂及湿面、大料、酒等，能够助火而伤人体元气。生冷、硬物易于损伤人体阳气，也是要禁忌的。如果体内阴火将退，但三焦的元气仍未恢复，就会感觉口淡，这种情况下咸味也是要禁用的。

药禁者，如胃气不行，内亡津液而干涸，求汤饮以自救，非渴也，乃口干也，非温胜也，乃血病也。当以辛酸益之，而淡渗五苓之类，则所当禁也。汗多禁利小便，小便多禁发汗。咽痛禁发汗利小便，若大便快利，不得更利。大便秘涩，以当归、桃仁、麻子仁、郁李仁、皂角仁，和血润肠，如燥药则所当禁者。吐多不得复吐；如吐而大便虚软者，此土气壅滞，以姜、橘之属宣之；吐而大便不通，则利大便，上药则所当禁也。诸病恶疮，及小儿瘢后，大便实者，亦当下之，而姜、橘之类，则所当禁也。又如脉弦而服平胃散，脉缓而服黄芪建中汤，乃实实虚虚，皆所当禁也。

【语译】

"药禁"，指的是在胃不能消化、布散水谷精气的情况下，体内缺乏津液，就会主动饮汤自救，这不是口渴，而是口干，不是体内火热，而是血亏。应当以辛酸的方法补充并布散津液。而淡渗利水的五苓散等药物，则当禁用。

汗多的时候禁利小便，小便多的时候禁发汗。咽疼因火热者禁发汗、利小便。如果大便泄泻，则禁泻下。便秘则当用当归、桃仁、麻子仁、郁李仁、皂角仁，以养血润肠，而辛燥的药物则当禁用。吐得厉害的情况下，就不能再用吐法。如果呕吐而大便无力且软者，这是因为脾虚湿盛，应当用生姜、橘皮之类药物行气散湿。如果呕吐而大便不通，则上面的药就不能用了。各种恶疮及小儿麻疹之后，大便干结不通的，则当泻下，而姜、橘之类不能使用。又如脉弦而用平胃散，脉缓而用黄芪建中汤，这就犯了"虚虚实实"的禁忌，也是需要注意的。

人禀天之湿化而生胃也，胃之与湿，其名虽二，其实一也。湿能滋养于胃，胃湿有余，亦当泻湿之太过也。胃之不足，惟湿物能滋养。仲景云：胃胜思汤饼，而胃虚食汤饼者，往往增剧。湿能助火，火旺郁而不通主大热。初病火旺不可食，以助火也。察其时，辨其经，审其病，而后用药，四者不失其宜，则善矣。

【语译】

人禀受天之湿气而生胃气，湿气和胃气，本质上是一样的。湿气可以滋养胃气，但如果胃中湿气太多，又当祛除湿气。胃中亏虚，也只有湿性的药食才能滋养。张仲景曾说，胃气旺盛则想吃汤饼。如果胃气虚弱而吃汤饼，往往会加重病情。

湿气能助火气，火旺但是被湿气郁滞就会出现大热。刚生病的时候不要过量饮食，这样会助火更旺。治病时注意"时禁""经禁""病禁""药禁"，能做到这四点，就很不错了。

八、仲景、《内经》所说脾胃①

著议处方已详矣，然恐或者不知其源，而无所考据，复以《黄帝内经》、仲景所说脾胃者列于下。

【语译】

以上关于脾胃生理病理的论述及处方已经很详细了，仍恐有人不明白这种认识的来源，无从考据其出处。因此再次罗列《黄帝内经》和张仲景论述脾胃的内容如下。

《太阴阳明论》云：太阴阳明为表里，脾胃脉也，生病而异者何也？岐伯曰：阴阳异位，更虚更实，更逆更从，或从内，或从外，所从不同，故病异名也。帝曰：愿闻其异状也？岐伯曰：阳者，天气也，主外；阴者，地气也，主内。故阳道实，阴道虚。故犯贼风虚邪者，阳受之，食饮不节，起居不时者，阴受之。阳受之则入六腑，阴受之则入五脏。入六腑，则身热不得卧，上为喘呼；入五脏，则腹满闭塞，下为飧泄，久为肠澼。故喉主天气，咽主地气。故阳受风气，阴受湿气。阴气从足上行至头，而下行循臂至指端；阳气从手上行至头，而下行至足。故曰：阳病者，上行极而下；阴病者，下行极而上。故伤于风者，

———

① 底本此处无标题，目录作"仲景引内经所说脾胃"，据内容当为"仲景、《内经》所说脾胃"。

上先受之；伤于湿者，下先受之。

【语译】

《太阴阳明论》中说，太阴阳明分别为脾、胃两条经脉，互为表里，所生的疾病各不相同，这是为什么呢？

岐伯回答说：阴阳在人体分布不同，阴阳的属性有虚有实，阴经和阳经的运行有顺有逆，阴和阳有主外主内的差异，因此为病不同。

黄帝问：这两者具体的差别是什么？岐伯回答说：阳就像天一样主外，阴像地一样主内。因此阳以充实盈满为特点，阴以空虚而能容纳为特征。因此，六淫外邪病位多在阳，饮食不节、作息不规律，病位多在阴。阳受外感之邪病多在六腑，阴受内伤之邪病多在五脏。邪入六腑多见身热不能平卧，气逆于上而见喘息。邪入五脏多见腹满，水湿下注则见腹泻、痢疾。因此咽主地气类比于消化，喉主天气类比于呼吸。阳主上而受风气，阴主下而受湿气。阴经的运行是从下至上，阳经的运行是从上至下。因此说阳病的特点是上行到极点就会下行，阴病的特点是下行到极点就会上行。故而伤于风邪病位先在上，伤于湿邪病位先在下。

帝曰：脾病而四肢不用，何也？岐伯曰：四肢皆禀气于胃，而不得至经，必因于脾，乃得禀也。今脾病不能为胃行其津液，四肢不得禀水谷气，气日以衰，脉道不利，筋骨肌肉，皆无气以生，故不用焉。

【语译】

黄帝问：脾病后四肢不得随意支配运动，是什么原因？岐伯回答说：四肢的营养和能量来自于胃，而胃又不能直接转输，必须依赖于脾。如果脾病后不能为胃转输津液，则四肢得不到水谷中的营养和能量。人体精气日渐衰退，经脉通道不充实顺畅，四肢的肌肉筋骨不得滋养，故而不能运动。

帝曰：脾不主时何也？岐伯曰：脾者，土也，治中央，常以四时长四脏，各十八日寄治，不得独主于时也。脾脏者，常着胃土之精也。土者，生万物而法天地，故上下至头足，不得主时也。

【语译】

黄帝问：脾脏不单独主四时，是什么原因？岐伯回答：脾在五行属土，位居中央，主时寄于每季末的十八日，用以长养其余四脏。脾脏要带着胃中的水谷精气输送给其余四脏。土的特点是效象天地，长养万物，故而运行于体上下各个部位，不需单独主时。

《阴阳应象论》曰：人有五脏，化五气，以生喜怒悲忧恐。故喜怒伤气，寒暑伤形，暴怒伤阴，暴喜伤阳。厥气上行，满脉去形。喜怒不节，寒暑过度，生乃不固。

【语译】

《素问·阴阳应象大论》指出，人体具有五脏，可以化生五气，产生喜怒悲忧恐五种情绪。故而喜怒等情绪过度可以伤害正气，寒暑等六淫可以伤害形体，其中暴怒会伤害阴分和阴气，暴喜可以伤害阳分和阳气。过喜过怒使人气血充斥脉道而上逆，气血与形体几乎脱离。所以喜怒不节，寒暑过度，人体的生机就会动摇。

《玉机真脏论》曰：脾太过，则令人四肢不举，其不及，则令人九窍不通，名曰重强。又《通评虚实论》曰：头痛耳鸣，九窍不利，肠胃之所生也。《调经论》曰：形有余，则腹胀，经溲不利，不足，则四肢不用。

【语译】

《素问·玉机真脏论》指出，脾太过会使人四肢不举，脾不及使人九窍不通，称之为重强。《通评虚实论》指出，头痛、耳鸣之类九窍不通利的病，大多是由胃肠导致。《调经论》指出：水谷转化的精气过多而不被吸收，就会腹部胀满，大小便不畅；精气不足就会四肢运动无力。

又《气交变大论》曰：岁土太过，雨湿流行，肾水受邪，民病腹痛，清厥，意不乐，体重烦冤；甚则肌肉痿，足痿不收，行善瘈，脚下痛，饮发，中满食减，四肢不举。又云：岁土不及，风乃大行。霍乱，体重腹痛，筋骨繇复，肌肉瞤酸，善怒。又云：咸病寒中，复则收政严峻，胸胁暴痛，下引少腹，善太息，虫食甘黄，气客于脾，民食少失味。又云：土不及，四维有埃云，润泽之化不行，则春有鸣条鼓拆之政；四维发振拉飘腾之变，则秋有肃杀霖淫之复。其眚四维，其脏脾，其病内舍心腹，外在肌肉四肢。

【语译】

《素问·气交变大论》指出：土运太过的年份，会见到雨水多而湿气盛，肾水受到土湿的侵犯，就会出现腹痛，四肢清冷，情绪低落，身体困重烦闷；甚至肌肉萎缩，足软无力，走路时易于抽筋，脚下疼痛。如果肾中水饮发作，则见胃中胀满而饮食减少，四肢无力举动。

在土运不及的年份，风木就会过旺，病人会出现上吐下泻，身体沉重，腹痛，筋骨摇动颤抖，肌肉酸困跳动，易于发怒。病人大多病为寒中，土之子金"报复"的时候，金气收敛加强，会出现胸胁突然大痛，牵引小腹疼痛，常常叹气，五谷遭受虫灾，寒凉之气侵犯脾胃，病人就会饮食减少而口中无味。

又指出，土运不及的情况下，若四边天际会出现大量尘埃云，失去了土湿的润泽作用，春季草木旺盛，风气条达；若四周天际出现狂风摧扯的灾变，则秋季金气"报复"而见肃杀及淫雨。土气的灾害在四方，对应人体的脾脏，疾病的部位内在心腹，外在肌肉和四肢。

《五常政大论》：土平曰备化，不及曰卑监。又云：其动疡涌分溃痈肿，其发濡滞，其病留满痞塞，从木化也。其病飧泄。又云：土太过曰敦阜，其味甘咸酸，其象长夏，其经足太阴阳明。又曰：其病腹满，四肢不举，邪伤脾也。

【语译】

《素问·五常政大论》指出，土气平和叫备化，土气不及叫卑监。在人体表现为痈肿溃烂，湿邪水饮痞满阻滞，会从肝木变化为病，表现为腹泻、完谷不化。土气太过叫敦阜，分别涉及甘咸酸三味，类比于四季的长夏，对应足太阴经、阳明经。又指出，腹满、四肢无力举动，这是邪气伤脾所致。

《经脉别论》云：太阴藏搏者，用心省真，五脉气少，胃气不平，三阴也，宜治其下俞，补阳泻阴。

【语译】

《素问·经脉别论》指出，太阴脉搏动的情况，属于用心耗神，导致五脏气虚，胃气不平顺，病在三阴，治当取其下腧穴，补阳明、泻太阴。

《脏气法时论》云：脾主长夏，足太阴阳明主治，其日戊己。脾苦湿，急食苦以燥之。又云：病在脾，愈在秋，秋不愈，甚于春，春不死，持于夏，起于长夏。禁温食饱食，湿地濡衣。脾病者，愈在庚辛，庚辛不愈，加于甲乙，甲乙不死，持于丙丁，起于戊己。脾病者，日昳慧，日出甚，下晡静。脾欲缓，急食甘以缓之，用苦泻之，甘补之。又云：脾病者，身重，善饥，足痿，足不能行，行善瘈，脚下痛。虚则腹满肠鸣，飧泄食不化血者。

【语译】

《素问·脏气法时论》指出，脾主四时的长夏，是足太阴、阳明经的主治，主天干的戊己日。脾苦湿，急当以苦味燥湿。又指出，病在脾，治愈当在秋季，因为土能生金，若秋季不能治愈，则在春季加重，因为木克土。若春季不死，迁延至夏季，则当在长夏好转，这是因为长夏属土。禁止温热食物和过饱，不要卧于湿地，不要穿湿衣。脾病愈于庚辛日，庚辛属金，土能生金；加重于甲乙日，甲乙属木，木能克土；迁延于丙丁日，好转于戊己日，因为丙丁属火，戊己属土。脾病午后好转，早晨加重，下午缓解，这也是因为五行在一天的分布与脾存在生克的对应关系。脾欲缓，当急食甘味药来缓和，用苦味药物燥湿，用甘味药补益。又说，脾病的特点是身体沉重，易于饥饿，两腿痿软，不能走，行走则腿部抽搐，脚下疼痛。脾虚则腹满肠鸣、腹泻、食物不消化、便血。

《经脉别论》：食气入胃，散精于肝，淫气于筋。食气入胃，浊气归心，淫精于脉。脉气流经，经气归于肺，肺朝百脉，输精于皮毛，毛脉合精，行气于府，府精神明，留于四脏，气归于权衡。权衡以平，气口成寸，以决死生。饮入于胃，游溢精气，上输于脾，脾气散精，上归于肺，通调水道，下输膀胱。水精四布，五经并行，合于四时五脏阴阳，揆度以为常也。

【语译】

《素问·经脉别论》指出，饮食入胃后，被转化为精气，一部分在肝的作用下被疏布于筋，一部分厚浊的精气在心的作用下被输送到脉。脉气汇聚后又流动到人体大的经脉，经脉在肺的推动（潮动）作用下，将精气输送到体表的皮毛。皮毛和脉将精气汇合后，将精气又重新输送布散到六腑，六腑再次转化为更精微的物质（"府精神明"），最终将其传送于其他四脏（心、肝、肺、肾）。至此，食物入胃后所转化的精气经过五脏六腑的作用，其气机变化重新回归平衡。而这种平衡和脏腑的作用可以在寸口脉表现出来，由寸口脉可以判断人体疾病的转归。

水进入胃以后，转化为精气（营养）的一部分，向上传送到脾，又由脾输送至肺，肺疏通调整水道的流动，最终将其向下输送到膀胱而排泄。水在人体五脏的作用下，升降浮沉，转化出入，这个过程合乎四时、阴阳、五脏气机变化的规则，《揆度》篇中将此当作正常生理变化的标准。

《五常政大论》：有太过不及，太过者，薄所不胜，乘所胜也。不及者，至而不至，是为不及，所胜妄行，所生受病，所不胜者乘之也。

【语译】

《素问·五常政大论》指出，五行有太过和不及，太过则侵犯所不胜的脏腑，欺凌所胜的脏腑。气令当至不至，即为不及，则所胜之脏失去制约而肆虐妄行，所生的脏腑会承受其邪气，所不胜的脏腑就会乘机反侵本脏。

仲景云：人受气于水谷以养神，水谷尽而神去，故云安谷则昌，绝谷则亡。水去则营散，谷消则卫亡，营散卫亡，神无所根据。又云：水入于经，其血乃成，谷入于胃，脉道乃行。故血不可不养，卫不可不温，血温卫和，营卫乃行，得尽天年。

【语译】

张仲景指出，人接受水谷的精气以滋养精神，水谷被耗尽则精神丧失，因此饮食正常则身体健康，水谷不入则致死亡。人体无水则营血消散，没有食物则卫气消亡，精神失去根本。又说，水分进入经络血脉，才会有血液生成，食物进胃，脉道才能充实运行。因此，营卫气血必须要得到饮食的滋养，方能健康长寿。

一、气运衰旺图说

天地互为体用四说，察病神机。

【语译】

天地互为体用，是审察疾病的关键。

湿、胃、化；热、小肠、长；风、胆、生。皆陷下不足，先补则：黄芪、人参、甘草、当归身、柴胡、升麻，乃辛甘发散，以助春夏生长之用也。

【语译】

胃主湿，主化；小肠主热，主长；胆主风，主生。此两者易于下陷，不能上升。应当先补，药用黄芪、人参、甘草、当归身、柴胡、升麻，以辛甘发散，助长人体春夏的生长之气，对应天之用。

土、脾、形；火、心、神；木、肝、血。皆大盛，上乘生长之气，后泻则：甘草梢子之甘寒，泻火形于肺，逆于胸中，伤气者也。黄芩之苦寒，以泄胸中之热，喘气上奔者也。红花以破恶血，已用黄芩大补肾水，益肺之气，泻血中火燥者也。

【语译】

脾应土，主形；心应火，主神；肝应木，主血。此二者易过于旺盛，向上影响阳位的生长之气。在辛甘发散助生长之气后，当以甘草梢子甘寒而泻肺中之阴火（阴火逆于肺而伤气）；黄芩苦寒泻胸中之热，治其气逆而喘；红花化瘀活血，而黄芩又苦寒坚阴大补肾水，增强肺的凉降能力，清泻血中的燥热。

寒，膀胱，藏气；燥，大肠，收气。皆大旺，后泻则：黄芪之甘温，止自汗，实表虚，使不受寒邪。当归之辛温，能润燥，更加桃仁以通幽门闭塞，利其阴路，除大便之难燥者也。

【语译】

膀胱主寒，主藏；大肠主燥，主收。这两者功能易于旺盛而收藏太过，治疗应当用泻法。用黄芪的甘温，固表止汗，防止寒邪侵袭。用当归的辛温，以养血润燥，再加桃仁活血润燥通幽门的闭塞，润肠通便。

水、肾、精；金、肺、气。皆虚衰不足，先补则：黄柏之苦寒，降湿热为痿，乘于肾，救足膝无力，亦除阴汗、阴痿，而益精。甘草梢子、黄芩补肺气，泄阴火之下行，肺苦气上逆，急食苦以泄之也。

【语译】

　　肾应水，主精；肺应金，主气。这两者易于虚衰不足，当用黄柏的苦寒，清热燥湿，治疗湿热下乘于肾的痿证和足膝无力，还可以治阴汗、阳痿，补益精气。甘草梢子和黄芩补益肺气，清泻阴火，这是因为"肺苦咳逆上气，急食苦以泻之"的原因。

　　此初受热中，常治之法也，非权也。权者，临病制宜之谓也。常道，病则反常矣。

【语译】

　　这是刚产生阴火时治疗的常法，而非从权的变化之法。权，指的是根据病情而修正治法的意思。先要明白身体正常的生理，才能识别反常的病理。

　　春夏，乃天之用也，是地之体也。秋冬，乃天之体也，是地之用也。此天地之常道，既病反常也。

【语译】

　　春夏，是天的"用"，同时又是地的"体"。秋冬，是天的"体"，同时又是地的"用"。天地互为体用，水火寒热在其中上下流通互济，这就是天地的正常状态，病理下就会反常。

春夏，天之用，人亦应之。食罢，四肢矫健，精气神皆出，九窍通利是也。口鼻气息，自不闻其音，语声清响如钟。

【语译】

春夏，是天的"用"，在人体可类比为胃、胆、小肠的功能。饮食入胃，水谷精气得以上行外散（阳分），则四肢矫健，精力充沛旺盛，九窍通利。口鼻气息细长均匀，语声清亮如同钟鸣。

春夏，地之体，人亦应之。食罢，皮肉、筋骨、血脉皆滑利，屈伸柔和而骨刚力盛，用力不乏。

【语译】

春夏，是地的"体"，在人体类比为脾、肝、心的功能。饮食入胃，水谷精微被人体有形的皮肉、筋骨、血脉（阴分）所吸收，则这些组织得以滋养而滑利强健，屈伸柔和，气力涌出，源源不绝。

【释疑】

"体用"是中国哲学特有的概念，用以解释事物形体和功能之间的关系。天有体用，地有体用，天地互为体用，则为四，即文首所言"天地互为体用四说"。原书无图表，现将其内容总结如下表。

天之六气			其病	补泻	用药	天地四时类比
湿	胃	化	皆陷下不足	补：辛甘发散，助春夏生长之用	黄芪、人参、甘草、当归身、柴胡、升麻	春夏，乃天之用
热	小肠	长				
风	胆	生				
寒	膀胱	藏气	皆大旺	泻：益气固表，润燥通便	黄芪、当归、桃仁	秋冬，是天之体
燥	大肠	收气				

地之五行			其病	补泻	用药	天地四时类比
土	脾	形	皆大盛，上乘生长之气	泻：泻胸中火热、破恶血，益肾水	甘草梢子、黄芩、红花	春夏，是地之体
火	心	神				
木	肝	血				
水	肾	精	皆虚衰不足	降湿热，补肺气，泄阴火	补：黄柏、甘草梢子、黄芩	秋冬，是地之用
金	肺	气				

二、饮食劳倦所伤始为热中论

古之至人，穷于阴阳之化，究乎生死之际，所著内、外经，悉言人以胃气为本。盖人受水谷之气以生，所谓清气、营气、运气、卫气、春升之气，皆胃气之别称也。夫胃为水谷之海，饮食入胃，游溢精气，上输于脾；脾气散精，上归于肺；通调水道，下输膀胱；水精四布，五经并行，合于四时五脏阴阳，揆度以为常也①。

【语译】

古时候道德修养极高、能顺从天地阴阳变化的"至人"，穷尽明悟了生死的道理，所著的《内经》《外经》都一致认为人是以胃气为根本的。人要依赖水谷的精气以生存，所谓的清气、营气、运气、卫气、春升之气，都是胃气的别称。胃是储存和转化水谷的"大海"，水谷进入胃以后，转化为精气（营养）的一部分，向上传送到脾，又由脾输送至肺，肺疏通调整水道的流动，最终将其向下输送到膀胱而排泄。水谷精气在人体五脏的作用下，升降浮沉，转化出入，这个过程合乎四时、阴阳、五脏气机变化的规则，《揆度》篇中将此当作正常生理变化的标准。

---

① 此段语出《素问·经脉别论》篇。

若饮食失节，寒温不适，则脾胃乃伤。喜、怒、忧、恐，损耗元气。既脾胃气衰，元气不足，而心火独盛。心火者，阴火也。起于下焦，其系系于心。心不主令，相火代之。相火，下焦胞络之火，元气之贼也。火与元气不两立，一胜则一负。脾胃气虚，则下流于肾，阴火得以乘其土位。故脾证始得，则气高而喘，身热而烦，其脉洪大而头痛，或渴不止，其皮肤不任风寒，而生寒热。盖阴火上冲，则气高喘而烦热，为头痛，为渴，而脉洪。脾胃之气下流，使谷气不得升浮，是春生之令不行，则无阳以护其营卫，则不任风寒，乃生寒热，此皆脾胃之气不足所致也。

【语译】

如果饮食失节，寒温不当，脾胃就会受伤。喜、怒、忧、恐等情绪的过极，会损耗人体的元气。脾胃虚弱加上元气不足，可导致上焦心火亢盛。心火，在这里又可以称为"阴火"，心火的来源在下焦的胞络，两者同属少阴。上焦的心火不能发挥作用时，则下焦的相火就会取而代之。

相火，就是下焦胞络（手厥阴心包为"胞络"，脉诊部位在右尺，故曰"下焦"）的火，是人体元气的"对头"，元气与阴火两者在上焦阳位不能同时旺盛，一胜则一负。脾胃气虚后，人体元气偏于下沉而乘犯下焦，则下焦的阴火（相火）只能上行至于阳分，阳分本是脾胃布散水谷精气的地方，故曰"乘其土位"。

因此，刚得脾胃病的时候，表现为一派阳热征象，可见呼吸急迫，身热烦躁，脉象洪大，头痛，或者口渴不止，皮肤不能抵御风寒，而见发热恶寒。其病机在于阴火上冲于上焦，则心肺受热而气喘而烦，头痛，口渴，脉洪大。脾胃升发的能力减弱，则水谷精气不能升浮于阳位，如同春天不能生长浮越一样，体表营卫二气失去滋养，因此不能抵御风寒，表现为发热恶寒。这些都是脾胃足、水谷精气不能上升所导致的。

然而与外感风寒所得之证，颇同而实异。内伤脾胃，乃伤其气，外感风寒，乃伤其形。伤其外为有余，有余者泻之；伤其内为不足，不足者补之。内伤不足之病，苟误认作外感有余之病，而反泻之，则虚其虚也。实实虚虚，如此死者，医杀之耳！然则奈何？惟当以辛甘温之剂，补其中而升其阳，甘寒以泻其火则愈矣。经曰：劳者温之，损者温之[1]。又云：温能除大热。大忌苦寒之药，损其脾胃。脾胃之证，始得则热中，今立治始得之证。

【语译】

这种内伤脾胃所致的发热，与外感发热表现很类似，但并不相同。内伤脾胃，是人体的阳气受伤，外感风寒是形体

---

① 语出《素问·至真要大论》，"损者温之"，原文作"损者宜之"。

受伤。伤形的为有余的实证，应当用泻法；内伤不足为虚证应当用补法。如果把内伤虚证误作外感实证，用泻法治疗，这样会使人体更虚。使实者更实，虚者更虚，因此而死，等同于医生在杀人啊。

那么这种内伤发热应当如何治疗呢？最适当的治法是用辛甘温性的药物，补益中气而升发阳气，用甘寒的药物清泻火热。《内经》指出，劳者温之，损者温之。又说，甘温药物能除大热。这类疾病最忌用苦寒的药物损伤脾胃。脾胃的病证，刚得多为热中，现立治法如下。

补中益气汤

黄芪（病甚，劳役热者一钱）　甘草（以上各五分，炙）　人参（去芦①，三分，有嗽去之）　以上三味，除湿热烦热之圣药也。

当归身（二分②，酒焙干，或日干，以和血脉）　橘皮（不去白，二分或三分，以导气，又能益元气，得诸甘药乃可，若独用泻脾胃）　升麻（二分或三分，引胃气上腾而复其本位，便是行春升之令）　柴胡（二分或三分，引清气，行少阳之气上升）　白术（三分，降胃中热，利腰脐间血）

上件药㕮咀。都作一服。水二盏，煎至一盏，量气弱气盛，临病斟酌水盏大小，去渣，食远，稍热服。如伤之重者，不过二服而愈；若病日久者，以权立加减法治之。

---

①芦：《东垣十书》作"节"。
②二分：《东垣十书》作"三分"。

【方解】

补中益气汤的组成中，黄芪、炙甘草、人参这三味药物甘温益气，被称为除湿热烦热的"圣药"。当归身用以养血和血，橘皮行气散滞，升麻入阳明经以引胃中清气上升至阳位，柴胡引少阳胆气上升，白术健脾降胃中热，并能祛逐腰脐间的瘀血。

补中益气汤煮散服用，应根据气虚的程度斟酌用量，要空腹温服。如果病稍微严重些，但病情单纯，两次就能治愈。若病情日久，较为复杂的话，则当加减用药。

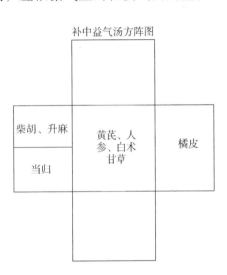

补中益气汤方阵图

柴胡、升麻

黄芪、人参、白术甘草

橘皮

当归

【释疑】

煮散，是将药物制成细粉或粗粉，分装或用时称取，加入水或引药煎煮，连同药沫一起或去渣服用的一种剂型。由于煮散剂将药材粉碎制成颗粒，使药材表面积增大，有效成分完全地浸出。有研究报道证实平均三分之一到二分之一的饮片剂量煮散即可达到甚至超过全量饮片的治疗效果。这种方法多盛行于宋代至金元时期。

如恶寒冷痛者，加去皮中桂（一分或三分桂心是也）。

如恶热喜寒而腹痛者，于已加白芍药二味中更加生黄芩（三分或二分）；如夏月腹痛，而不恶热者亦然，治时热也；如天凉时恶热而痛，于已加白芍药、甘草、黄芩中，更少加桂；如天寒时腹痛，去芍药，味酸而寒故也，加益智（三分或二分），或加半夏（五分）、生姜（三片）。

【语译】

如果身恶寒而冷痛，加去皮的桂枝（即桂心），以温阳散寒。

如果恶热喜寒，兼有腹痛，当加白芍、黄芩。如果夏季腹痛，没有恶寒症状也这样加。如果天凉的时候怕热而腹痛，则在白芍、甘草、黄芩中再稍加肉桂。如果天寒冷时腹痛，则减去酸寒的芍药，加上辛温的益智仁，或加上半夏、生姜。

如头痛，加蔓荆子（二分或三分）；如痛甚者，加川芎（二分）；如顶痛脑痛，加藁本（三分或五分）。如苦痛者，加细辛（二分，华阴①者）。诸头痛者，并用此四味足矣；如头上有热，则此不能治，别以清空膏②主之。

【语译】

如果头痛，加蔓荆子止痛。如果头痛严重，加川芎活血

---

① 华阴：地名，今陕西西安华阴市，此处指细辛产地。《名医别录》云细辛："生华阴山谷，二月八月采根，阴干。"
② 清空膏：见于李东垣《兰室秘藏》，组成为蔓荆子、黄连、羌活、防风、甘草、黄芩。

止痛。如果头顶疼痛，加藁本以止痛。如果长期头痛，加细辛。临床各种头痛，用这四味药就够用了。如果头上有热，这几味药就不能治疗了，当用清空膏。

如脐下痛者，加真熟地黄五分，其痛立止；如不已者，乃大寒也，更加肉桂（去皮，二分或三分）。《内经》所说少腹痛，皆寒证，从复法相报^①中来也。经云：大胜必大复，从热病中变而作也，非伤寒厥阴之证也（仲景以抵当汤并丸主之，乃血结下焦膀胱也）。

【语译】

如果肚脐下疼痛，加熟地黄，疼痛会立即消除。如果疼痛不止的话，这是因为内有大寒，要加上肉桂温阳散寒。《内经》中所讲的少腹疼痛多是寒证，如心火太盛，则水寒来复。《内经》说"大胜必大复"，指的就是这种情况。而不是风木太过克伐肺金，则金之子水寒来复所致的寒证（张仲景用抵当汤治疗的少腹疼痛，是瘀血结聚于下焦膀胱所致）。

如胸中气壅滞，加青皮（二分）；如气促，少气者，去之。

如身有疼痛者，湿，若身重者，亦湿，加去桂五苓散一钱。

如风湿相搏，一身尽痛，加羌活、防风、藁本根（以上各五分），

---

①复法相报：运气学说中五运、六气中某一气、运过盛（胜）而导致其他的气报复。

升麻、苍术（以上各一钱），勿用五苓。所以然者，为风药已能胜湿，故别作一服与之。如病去，勿再服，以诸风之药，损人元气，而益其病故也。

【语译】

如果胸中气机壅滞，加青皮行气导滞。如果气虚气促，恐青皮耗气，则不要使用。

如果身体疼痛困重，多因湿邪，应当加五苓散去桂枝。如果风湿相搏，一身尽痛，则加羌活、防风、藁本根以祛风除湿止痛，升麻、苍术升清气，不要用五苓散。因为风药可以胜湿，所以单独使用即可。如果风湿之邪已被祛除，则不要接着服用，因为风药可以损伤人体元气，反而可能加重病情。

如大便秘涩，加当归梢（一钱）；闭涩不行者，煎成正药，先用一口，调玄明粉（五分或一钱），得行则止，此病不宜下，下之恐变凶证也。

【语译】

如果大便秘涩，加当归梢活血润肠。大便闭涩不通，则先服药，再服明粉，大便通则停用。此病不宜用下法，否则病情会加重。

如久病痰嗽者，去人参；初病者，勿去之。冬月或春寒，或秋凉时，各宜加去根节麻黄（五分）；如春令大温，只加佛耳草（三分），款冬花（一分）。如夏月病嗽，加五味子（三十二枚），麦门冬（去心二分或三分）；如舌上白滑苔者，是胸中有寒，勿用之。如夏月不嗽，亦加人参（三分或二分），并五味子、麦门冬各等分，救肺受火邪也。

【语译】

如果久病咳嗽有痰，则去掉人参，刚起病就不要去人参。冬季或春季寒冷，或秋季寒凉时，加去节的麻黄。如果春天气温高，则只用加佛耳草、款冬花止咳。如果夏天咳嗽，加用五味子、麦冬以清肺止咳。如果舌苔白滑，这是胸中有寒，就不能用五味子、麦冬。如果夏季不咳嗽，可以加人参、麦冬、五味子，以治疗暑热伤肺。

如病人能食而心下痞，加黄连（一分或三分）；如不能食，心下痞，勿加黄连；如胁下痛，或胁下急缩，俱加柴胡（三分，甚则五分）。

【语译】

如果病人胃口好能吃饭，但是心下痞闷，加用黄连苦降胃气。如果不能饮食，就不要用黄连。如果胁下疼痛，或者胁下紧张有压迫感，加用柴胡以疏肝胆之气。

上一方加减，是饮食劳倦，喜怒不节，始病热中，则可用之。若未传为寒中，则不可用也，盖甘酸适足益其病尔，如黄芪、人参、甘草、芍药、五味子之类也。

【语译】

以上补中益气汤的加减方法，若饮食劳倦、喜怒不节，刚得热中的情况则可遵用。若不热中而为寒中，则不可使用，因为甘酸的药物只会加重病情，比如黄芪、人参、甘草、芍药、五味子之类的药物。

补中益气汤加减法

恶寒冷痛者	恶热喜寒而腹痛者				脐下痛者	
加去皮中桂	加白芍药、生黄芩	如夏月腹痛，而不恶热者加白芍、生黄芩	如天凉时恶热而痛，加白芍药、甘草、黄芩、肉桂	如天寒时腹痛，去芍药，加益智，或加半夏、生姜	加真熟地黄	如不已者，更加肉桂
头痛					胸中气壅滞	大便秘涩
加蔓荆子	痛甚者，加川芎	顶痛脑痛，加藁本	苦痛者，加细辛	头上有热，别以清空膏主之	加青皮；气促、少气者，去之	加当归梢
身有疼痛者	久病痰嗽者					
若湿，若身重者，加去桂五苓散	风湿相搏，加羌活、防风、藁本根、升麻、苍术	去人参；初病者，勿去之	冬月或春寒，或秋凉时，各宜加去根节麻黄	春令大温，只加佛耳草、款冬花	夏月病嗽，加五味子、麦门冬。舌上白滑苔者勿用之	夏月不嗽，亦加人参、五味子、麦门冬
心下痞	如胁下痛，或胁下急缩					
能食加黄连，不能食勿加	俱加柴胡					

今详《内经》《针经》热中、寒中之证列于下。

《调经论》云：血并于阳，气并于阴，乃为炅中。血并于上，气并于下，心烦惋善怒。又云：其生于阴者，得之饮食居处，阴阳喜怒。又云：有所劳倦，形气衰少，谷气不盛，上焦不行，下脘不通，胃气热，热气熏胸中，故曰内热。阴盛生内寒，厥气上逆，寒气积于胸中而不泻；不泻则温气去，寒独留；寒独留则血凝泣；血凝泣则脉不通，其脉盛大以涩，故曰寒中。

【语译】

现将《内经》《针经》中关于热中、寒中的病证叙列如下。

《素问·调经论》指出，阴血上行于阳位，阳气下行于阴分，则为"炅中"，阴血和阳气在体上下分布不正常，病人就表现为心烦易怒。又指出，生于阴分的疾病，病因是饮食不节、起居不常、居住环境不佳、情绪过激、房事不节等。又说，因为过于劳累，致使气血损耗，水谷精气不能充养上焦，胃气不降，则热量郁积于胃中，热气又向上熏蒸于胸中，因此命名曰"内热"。阴寒盛则生内寒，寒气上逆而积蓄于胸中，寒气不得下泻，则胸中寒多而热去，寒凝血瘀，血脉不畅则脉象盛大而涩滞，因此命名曰"寒中"。

先病热中证者，冲脉之火附二阴之里，传之督脉。督脉者，第二十一椎下长强穴是也，与足太阳膀胱寒气为附经。

督脉其盛也，如巨川之水，疾如奔马，其势不可遏。太阳寒气，细细如线，逆太阳寒气上行，冲顶入额，下鼻尖，入手太阳于胸中。手太阳者，丙，热气也；足膀胱者，壬，寒气也。壬能克丙，寒热逆于胸中，故脉盛大。其手太阳小肠热气不能交入膀胱经者，故十一经之盛气积于胸中，故其脉盛大。其膀胱逆行，盛之极，子能令母实，手阳明大肠经金，即其母也，故燥旺，其燥气挟子之势，故脉涩而大便不通。以此言脉盛大以涩者，手阳明大肠脉也。

【语译】

先病热中的病机，是冲脉的火热附于少阴肾脉，以传递给督脉的长强穴，督脉与足太阳膀胱经相附经。督脉热邪亢盛，其势如同巨大河流中的波浪，疾如奔马，不可遏止。

足太阳经的寒气，则如同涓涓细流，从背部逆势向上，至头顶入前额，下鼻尖，入手太阳胸中。手太阳经属小肠火热，足太阳经属膀胱为寒，壬水克制丙水，故而寒热两种邪气积于胸中，脉象表现为盛大有力，这是因为手太阳经的热气不能顺利交接入足太阳经的缘故。

足太阳经逆行向上，过于亢盛的话，可导致手阳明大肠所主的燥金之气旺盛，这是因为"子能令母实"，金为水之母，水为金之子。燥金旺盛则脉涩，大便不通。这是解释脉象盛大而涩的机制，主要用手阳明大肠经来阐发。

《黄帝针经》：胃病者，腹胀，胃脘当心而痛，上支两胁，膈咽不通，饮食不下，取三里以补之。

若见此病中一证，皆大寒，禁用诸甘酸药，上已明之矣。

【语译】

《黄帝针经》（即《灵枢》）指出，胃病可见腹胀，胃脘部心口处疼痛，向上支撑两胁，噎塞不通，饮食不下，取足三里治疗。

如果临床见到上面疾病中的一个症状，则可判断为内有大寒，禁用各种甘酸药物。这里的论证已经很明晰了。

三、脾胃虚弱随时为病随病制方

夫脾胃虚弱，必上焦之气不足，遇夏天气热盛，损伤元气，怠惰嗜卧，四肢不收，精神不足，两脚痿软。遇早晚寒厥，日高之后，阳气将旺，复热如火。乃阴阳气血俱不足，故或热厥而阴虚，或寒厥而气虚。口不知味，目中溜火，而视物䀮䀮[1]无所见。小便频数，大便难而结秘，胃脘当心而痛，两胁痛或急缩。脐下周遭，如绳束之急，甚则如刀刺，腹难舒伸。胸中闭塞，时显呕哕，或有痰嗽，口沃白沫，舌强，腰、背、胛眼皆痛，头痛时作，食不下，或食入即饱，全不思食，自汗尤甚，若阴气覆在皮毛之上。皆天气之热助本病也，乃庚大肠、辛肺金为热所乘而作。当先助元气，理治庚辛之不足，黄芪人参汤主之。

【语译】

脾胃虚弱，必会导致上焦的精气不足，再遇上夏季天气炎热，热伤元气，则倦怠乏力、懒惰嗜卧，四肢无力收持，精神不足，两足软弱无力。早晚天凉则身寒、手足冷，太阳升高之后，阳气逐渐旺盛，身体又会变得发热如火。如果阴阳气血都亏虚，则或阴虚阳亢而为热厥，或气虚、阳虚而为

_____

[1] 䀮䀮（máng）：目视不明，视物昏暗。

寒厥。口中没有味道，眼中热痛，看东西不清楚。小便次数增多，大便干结难通，胃部疼痛，两胁疼痛或有紧迫而胀。肚脐以下紧迫如同绳束，甚则如刀刺针扎，腹部不畅快。胸中闭塞，气机不畅，时而呕吐干哕，或者咳嗽有痰，口中多有白沫，舌体强硬，腰背、肩胛内疼痛，时时头痛，饮食不下，或者食入即饱，完全没有食欲，自汗非常严重，就像阴气覆盖在皮肤上一样。这都是天气过热加重病情的缘故，是因为庚大肠、辛金肺受热邪侵袭所致。应当先补助元气，治疗肺和大肠的亏虚，用黄芪人参汤治疗。

黄芪人参汤

黄芪（一钱，如自汗过多，更加一钱）　升麻（六分）　人参（去芦）　橘皮（不去白）　麦门冬（去心）　苍术（无汗更加五分）　白术（以上各五分）　黄柏（酒洗，以救水之源）　炒曲（以上三分）　当归身（酒洗）　炙甘草（以上各二分）　五味子（九个）

上件同㕮咀，都和一服。水二盏，煎至一盏，去渣，稍热服，食远或空心服之。忌酒、湿面、大料物之类，及过食冷物。

【方解】

方用黄芪、人参、白术、炙甘草健脾益气，人参、麦冬、五味子益气生津养肺，橘皮、苍术、炒曲理肺胃气滞，当归和血，升麻升清，黄柏降火。

本方煮散，当空腹时服用，忌助热、过冷和难以消化的食物。

如心下痞闷，加黄连（二分或三分）；如胃脘当心痛，减大寒药，加草豆蔻仁（五分）；如胁下痛或缩急，加柴胡（二分或三分）；如头痛，目中溜火，加黄连（二分或三分）、川芎（三分）；如头痛，目不清利，上壅上热，加蔓荆子、川芎（以上各三分）、藁本、生地黄（以上各二分）、细辛（一分）；如气短，精神如梦寐之间，困乏无力，加五味子（九个）。

【语译】

　　如果病人当胃脘部痞闷，加用黄连苦降心胃之火；如果胃脘当心口部位疼痛，则减去大寒的药物，加上辛温芳香的草豆蔻。如果胁下疼痛或紧缩感，加柴胡以疏肝理气；如果头痛、目中热疼，加黄连、川芎清热疏风；如果头痛、眼中不清利，是因为火热上壅，加蔓荆子、川芎、藁本、生地黄、细辛以清热止痛；如果气虚气短，精神恍惚，困乏无力，加五味子收敛气阴。

	黄柏		
升麻	黄芪、人参、白术、炙甘草	橘皮、苍术、炒曲	人参、麦冬、五味子
当归			

　　如大便涩滞，隔一二日不见者，致食少，食不下，血少，

血中伏火而不得润也，加当归身、生地黄、麻子仁泥（以上各五分）、桃仁三枚（汤泡去皮尖，另研）；如大便通行，所加之药勿再服。如大便又不快利，勿用别药，如不利者，非血结血秘而不通也，是热则生风，其病人必显风证，单血药不可复加之，止常服黄芪人参汤药，只用羌活、防风（以上各五钱）二味，㕮咀，以水四盏，煎至二盏，去渣，空心服之，其大便必大走也，一服便止。

【语译】

如果大便涩滞不畅，一二日不见大便，以致食少食不下，血虚，这是因为血中有伏火耗阴而且不能滋润大肠，加当归、生地、麻子仁泥、桃仁以养血润燥，服药后大便通畅则不须再服。

如果大便没有通利，不要再用其他药物。不通利不是因为血虚血燥而秘，是因为热则生风，其病人必见风证，所以不再单用养血润燥药，停用黄芪人参汤。只需用羌活、防风等风药以升清气，煮散服用后大便则通。

如胸中气滞，加青皮（皮用清香可爱者一分或二分），并去白橘皮倍之，去其邪气。此病本元气不足，惟当补元气，不当泻之；如气滞太甚，或补药太过，或病人心下有忧滞郁结之事，更加木香、缩砂仁（以上各二分或三分）、白豆蔻仁（二分），与正药同煎；如腹痛不恶寒者，加白芍药（五分），黄芩（二分），却减五味子。

【语译】

如果胸中气机阻滞，加青皮、去白的橘皮以消滞气。此病本来就元气不足，故当补不当泻。如果气滞严重，或者补药太过，或者病人因情绪抑郁而心下郁结，再加木香、缩砂仁、白豆蔻以行气解郁。如果腹痛但不恶寒，加白芍、黄芩以柔肝清肝，减五味子。

夫脾胃虚弱，过六七月间，河涨霖雨，诸物皆润，人汗沾衣，身重短气，甚则四肢痿软，行步不正，脚欹^①，眼黑欲倒，此肾水与膀胱俱竭之状也，当急救之。滋肺气以补水之上源，又使庚大肠不受邪热，不令汗大泄也。汗泄甚则亡津液，亡津液则七神无所根据。经云：津液相成，神乃自生^②。津者，庚大肠所主，三伏之义，为庚金受囚也^③。

【语译】

脾胃虚弱的患者，在六七月间雨多水涨、万物湿润时，汗水和湿气粘在体表，则身重短气，重则四肢痿软无力，行走倾斜，脚步不正，眼前发黑，眩晕欲倒，这是肾水与膀胱虚衰不足的表现。应当急救，法当滋补肺金以生水之上源，

①欹（qī）：倾斜。
②语出《素问·六节藏象论》。
③三伏之头伏，从下之后第三个庚日算起，故云"三伏之义，为庚金受囚也"。

又要防止大汗出而使大肠燥热。如果汗出过多则亡津液，亡津液则神气不得滋养。《内经》指出，"津液相成，神乃自生"。津，是庚金大肠阳明所主，而一年中最热的三伏，即与庚金主收敛有关。

若亡津液，汗大泄，湿令亢甚，则清肃之气亡，燥金受囚，风木无可以制，故风湿相搏，骨节烦疼，一身尽痛，"亢则害，承乃制"是也。孙思邈云"五月常服五味子"，是泻丙火，补庚大肠，益五脏之元气。

【语译】

如果大汗出而津液亡失，又兼湿气旺盛，则燥金受到抑制，风木失去燥金的约束而旺盛，风邪湿邪相互搏结，表现为骨节烦痛，全身疼痛，即《内经》所云"亢则害，承乃制"的意思。孙思邈说的"五月常服五味子"，指的就是五味子可以泻丙火小肠所主的火热，补益庚金大肠所主的津液，又能补益五脏元气。

壬膀胱之寒已绝于巳，癸肾水已绝于午，今更逢湿旺，助热为邪，西方北方之寒清绝矣。圣人立法，夏月宜补者，补天元之真气，非补热火也，令人夏食寒是也。为热伤元气，以人参、麦门冬、五味子生脉，脉者，元气也。人参之甘，补元气，泻热火也；麦门冬之苦寒，补水之源，而清肃燥金也；

五味子之酸以泻火，补庚大肠与肺金也。

【语译】

壬水膀胱所主寒气受制于巳（相当于一年的农历四月），癸水肾则受制于午（相当于一年的农历五月）。若再加上湿气旺盛，助热为邪，则西北方（西方指肺，北方指肾）所主的寒气（肾、膀胱）和清凉之气（肺、大肠）则受到损伤。圣人立法，在夏天应当补益，补的就是上部肺金的元真之气，而不是补心火，所以在夏季应当多用凉性食物。因为夏季暑热亢盛，易伤肺金（火刑金），则当以人参、麦冬、五味子以"生脉"，"脉"的运行靠的是元气的推动，此方中人参甘温，补益元气，用来泻阴火；麦冬苦寒补益肺中津液，增强肺金的清肃能力；五味子的酸敛可以降泻火热，补益肺与大肠。

当此之时，无病之人，亦或有二证，或避暑热，纳凉于深堂大厦得之者，名曰中暑。其病必头痛恶寒，身形拘急，肢节疼痛而烦心，肌肤大热无汗。为房屋之阴寒所遏，使周身阳气不得伸越，世多以大顺散①主之是也。若行人或农夫，于日中劳役得之者，名曰中热，其病必苦头痛，发躁热，恶热，扪之肌肤大热，必大渴引饮，汗大泄，无气以动，乃为

---

① 大顺散：出自宋《太平惠民和剂局方》，主治冒暑伏热，引饮过多，脾胃受湿，水谷不分等证，组成为干姜、桂、杏仁、甘草。

天热外伤肺气，苍术白虎汤主之。洁古^①云：动而得之为中热，静而得之为中暑。中暑者，阴证，当发散也。中热者，阳证，为热伤元气，非形体受病也。

【语译】

在这个季节，没病的人也会有一两种不适症状。如果在深堂大厦内纳凉避暑，因而感受凉邪，这种情况称为"中暑"。表现为头疼恶寒，身体拘急，肢节疼痛，心烦，肌肤大热而无汗。这是因为人体的阳气被环境中的阴寒之气所束缚、郁遏，大多用大顺散治疗。

如果行旅之人或农民，在太阳曝晒时过于劳累，因而得病名曰"中热"。表现为头痛严重，发热烦躁，怕热，肌肤触之热烫，大渴而大量饮水，大汗出，没有力气运动。这是外界气温过高、火热伤肺所致，方用苍术白虎汤。

洁古老人说，劳累时得的叫中热，安卧静处时得的叫中暑。中暑，属于阴证，应当用发散表邪的方法；中热，属于阳证，是因为邪热损伤元气所致，而非寒凉伤了形体。

若虚损脾胃，有宿疾之人，遇此天暑，将理失所，违时伐化，必困乏无力，懒语气短，气弱气促，似喘非喘，骨乏无力，其形如梦寐，朦朦如烟雾中，不知身所有也，必大汗泄。若

---

①洁古：金代医学家张元素，字洁古。

风犯汗眼[①]皮肤，必搐项筋，皮枯毛焦，身体皆重，肢节时有烦疼，或一身尽痛，或渴或不渴，或小便黄涩，此风湿相搏也。

【语译】

如果脾胃虚弱，素有疾病的人，遭遇这种暑热天气，再加上生活调理失当，违背天人相应的原则，则必然困乏无力，气短懒言，呼吸无力而急促，精力不足，精神恍惚，如同梦寐，朦朦胧胧如在烟雾之中，不知有此身形。此人必有大汗。

如果风邪侵犯皮肤的腠理汗孔，则会项背紧急，皮肤干焦而不润泽，全身困重，四肢关节烦疼，或全身疼痛，或口渴或不渴，或者小便色黄涩滞，这是风邪和湿邪相互搏结所致。

头痛或头重，上热壅盛，口鼻气短气促，身心烦乱，有不乐生之意，情思惨凄，此阴胜阳之极也。病其，则传肾肝为痿厥。厥者，四肢如在火中，为热厥；四肢寒冷者，为寒厥。寒厥则腹中有寒，热厥则腹中有热，为脾主四肢故也。若肌肉濡渍，痹而不仁，传为肉痿证。证中皆有肺疾，用药之人，当以此调之。气上冲胸，皆厥证也。痿者，四肢痿软而无力也，其心烦冤不止。厥者，气逆也，甚则大逆，故曰厥逆。其厥痿多相须也，于前已立黄芪人参五味子麦门冬汤中，每服加白茯苓（二分）、泽泻（四分）、猪苓、白术（以上各一分）。如小便快利，不黄涩者，只加泽泻（二分），与二术上下分消其湿。

---

① 汗眼：即汗孔。

如行步不正，脚膝痿弱，两足欹侧者，已中痿邪，加酒洗黄柏、知母（三分或五分），令二足涌出气力矣。

【语译】

病人若上焦火热壅盛，头痛或头重，呼吸气短气急，烦躁焦虑，对生活不感兴趣，易于悲伤，这是阴盛于阳的严重情况。病情进一步加重则传于肝肾，变为痿厥。厥，四肢发热如在火中，是为热厥；四肢冰冷则为寒厥。寒厥则腹中有寒，热厥则腹中有热，依据在于脾主四肢。如果肌肉松弛无力，感觉减退或丧失，就是肉痿。这些病证中都有肺的失常，用药之时当据此调理。或感觉有气从下上冲胸中，这也是厥证的表现。

痿的定义是四肢痿软无力的意思，或兼有心中烦躁焦虑。厥的定义是气逆，即气机运行失常，严重的会出现大逆，故称厥逆。厥与痿常一同出现，可以在前面的黄芪人参麦冬五味子汤中，加用白茯苓、泽泻、猪苓、白术以降泻湿邪，若小便正常，没有涩赤，则只用泽泻、白术、苍术以上下分消其湿。

如果行走不正，脚步歪斜，脚膝软弱无力，这就已经是痿证了，可以加酒洗的黄柏、知母以清利湿热并能苦寒坚阴，可使两足气力恢复。

如汗大泄者,津脱也,急止之,加五味子(六枚)、炒黄柏(五分)、炒知母(三分)。不令妨其食,当以意斟酌;若防食则止,候食进,则再服。三里、气街,以三棱针出血;若汗不减不止者,于三里穴下三寸上廉穴出血。禁酒、湿面。

【语译】

如果大汗不止,这是津液脱失,应该急救止汗,加五味子、炒黄柏、知母敛汗清热益阴。但是用这些药不能妨碍饮食,根据情况使用,如果影响到饮食就先停药,等到饮食恢复再服药。用三棱针针刺足三里、气街放血也可以治疗,如果汗出不止,则取穴于足三里下三寸上廉穴位。饮食上禁酒和湿面类。

黄芪人参汤加减法

心下痞闷	胃脘当心痛	胁下痛或缩急	头痛,目中溜火	头痛,目不清利,上壅上热	气短,精神如梦寐之间,困乏无力	胸中气滞
加黄连	减大寒药,加草豆蔻仁	加柴胡	加黄连、川芎	加蔓荆子、川芎、藁本、生地黄、细辛	加五味子	加青皮,去白橘皮倍
大便涩滞,隔一二日不见,致食少,食不下,血少,血中伏火而不得润也	大便又不快利,是热则生风	气滞甚,或补太过,或有忧郁结	如腹痛不恶寒者	夏日厌痿	小便快利,不黄涩者	已中痿邪也

加当归身、生地黄、麻子仁泥、桃仁	常服黄芪人参汤药，只用羌活、防风，一服便止	加木香、缩砂仁、白豆蔻仁	加白芍药，黄芩，减五味子	加白茯、泽泻、猪苓、白术	只加泽泻	加酒洗黄柏、知母
汗大泄者						
加五味子、炒黄柏、炒知母						

　　夫痿者，湿热乘肾肝也，当急去之。不然，则下焦元气竭尽而成软瘫，必腰下不能动，心烦冤而不止也。若身重减，气不短，小便如常，及湿热之令退时，或所增之病气退者，不用五味子、泽泻、茯苓、猪苓、黄柏、知母、苍术、白术之药，只根据本病中证候加减。常服药亦须用酒黄柏（二分或三分），如更时令，清燥之气大行，却加辛温泻之。若湿气胜，风证不退，眩运麻木不已，除风湿羌活汤主之。

【语译】

　　痿证的病机是湿热下乘于肝肾，当急去其湿热。否则下焦肝肾的元气一旦被耗竭就会变成软瘫，腰下不能动，心中烦躁焦虑不能控制。如果身体沉重减轻，没有短气，小便正常，以及湿热气候消退，或者湿热病邪减轻的，就不再用五味子、泽泻、茯苓、猪苓、黄柏、知母、苍术、白术等药，只需要根据本病的证候进行加减即可。如常服用的药物必须用酒黄柏的，在季节改变，湿热不盛而燥凉之气盛行的情况下，就反而要用辛温的药物辛散肺气。如果湿气过旺，风木表现明显，眩晕、麻木不止，就用除风湿羌活汤为主来治疗。

除风湿羌活汤

羌活（一两）　防风（去芦）　苍术（酒浸，去皮）　黄芪（以上各一钱）　升麻（七分）　炙甘草　独活　柴胡（以上各五分）　川芎（去头痛）　黄柏　橘皮　藁本（以上各三分）　泽泻（去须，一分）　猪苓（去黑皮）　茯苓（以上各二分）　黄连（去须，一分）

上㕮咀。每服秤三钱或五钱，水二盏，煎至一盏，去渣，稍热服，量虚实施用。如有不尽证候，根据加减法用之。

【方解】

本方用羌活、防风、独活等风药祛风胜湿，舒达肝郁；黄芪、炙甘草、升麻、柴胡益气升阳；川芎、藁本上达颠顶以止头痛；茯苓、泻泽、猪苓渗利水湿；苍术、橘皮以利肺胃滞气；黄连、黄柏清降心火。

除风湿羌活汤方阵图

黄连、黄柏		
羌活、防风、独活、升麻、柴胡、川芎、藁本	黄芪、炙甘草	苍术、橘皮
	茯苓、泽泻、猪苓	

夫脉弦洪缓，而沉按之中、之下得时一涩，其证四肢满闷，肢节烦疼，难以屈伸，身体沉重，烦心不安，忽肥忽瘦，四

肢懒倦，口失滋味，腹难舒伸，大小便清利而数，或上饮下便，或大便涩滞不行，一二日一见，夏月飧泄，米谷不化，或便后见血，见白脓，胸满短气，膈咽不通，或痰嗽稠黏，口中沃沫，食入反出，耳鸣耳聋，目中流火，视物昏花，胬肉①红丝，热壅头目，不得安卧，嗜卧无力，不思饮食，调中益气汤主之。

【语译】

如果脉弦而洪，洪中带缓，用力按则中、下部经常能察觉到涩脉，临床表现为四肢自觉胀满不通，关节疼痛，难以屈伸，身体沉重，心烦不安，忽肥忽瘦，四肢倦怠无力，饮食没有滋味，腹胀不畅，大小便通利而频，或一饮水就有小便，或大便涩滞不畅，一两天一次大便，夏季可见腹泻，完谷不化，或大便带脓血，胸满气短，饮食吞咽困难，或咳痰稠黏，口中黏涎，食入呕吐，耳鸣耳聋，眼中热痛如火灼，视物昏花，眼中长胬肉或红丝，热气上壅头目，不得安卧，嗜卧无力，不思饮食。这种情况用调中益气汤治疗。

调中益气汤

黄芪（一钱）　人参（去芦头，有嗽者去之）　甘草　苍术（以上各五分）　柴胡（一味，为上气不足，胃气与脾气下溜，乃补上气，从阴引阳也）　橘皮（如腹中气不得运转，更加一分）　升麻（以上各二分）　木香（一分或二分）

①胬（nǔ）肉：眼球结膜增生而突起的肉状物。

上件锉麻豆大。都作一服，水二大盏，煎至一盏，去渣，带热，宿食消尽服之。宁心绝思，药必神效，盖病在四肢血脉，空腹在且①是也。

【方解】

方中用黄芪、人参、甘草补益中气，柴胡、升麻升举阳气，从阴引阳，苍术、橘皮、木香理气消滞以和胃。本方用三组药物，分别用以健脾、升阳、和胃，以调理中焦脾胃运化不力，故名调中益气汤。

调中益气汤方阵图

	柴胡、升麻	黄芪、人参、甘草	苍术、橘皮、木香	

如时头热躁，是下元阴火蒸蒸发也，加真生地黄（二分）、黄柏（三分），无此证则去之。

如大便虚坐不得，或大便了而不了，腹中常逼迫，血虚血涩也，加当归身（三分）。

如身体沉重，虽小便数多，亦加茯苓（二分）、苍术（一钱）、泽泻（五分）、黄柏（三分），时暂从权而祛湿也，不可常用。兼足太阴已病，其脉亦络于心中，故显湿热相合而烦乱。

---

①且：《东垣十书》作"旦"。

【语译】

如果病人头热烦躁，这是因为下焦阴火蒸腾上焦所致，应加生地黄、黄柏滋阴清热。若无此证则不加用此药。

如果大便时久坐而不下，或大便但是量少，腹中有紧缩压迫感，这是血虚血涩所致，加当归身以养血润肠。

如果身体沉重，虽然小便频多，也要加茯苓、苍术、泽泻、黄柏，暂以祛湿，然不可常用。这里兼有足太阴脾湿的病变，由于足太阴脾经络于心中，所以湿热症状和心烦不安的症状同时出现。

如胃气不和，加汤洗半夏（五分）、生姜（三片）；有嗽，加生姜、生地黄（二分），以制半夏之毒。

如痰厥头痛，非半夏不能除，此足太阴脾所作也。

如兼躁热，加黄柏、生地黄以上各二分。

如无以上证，只服前药。

【语译】

如果胃气不和，加上汤洗半夏、生姜以和胃止呕。兼有咳嗽则加生姜、生地，用以监制半夏的毒副作用。

如果因痰气上逆而头痛，只有用半夏化痰降逆最为合适，此证是脾虚生湿所致。

如果兼有躁热，加黄柏、生地以滋阴清火。

如果没有以上证候，就不须加味，用原方即可。

如夏月，须加白芍药（三分）；如春月腹中痛，尤宜加。

如恶热而渴，或腹痛者，更加芍药（五分）、生黄芩（二分）。

如恶寒腹中痛，加中桂（三分），去黄芩，谓之桂枝芍药汤，亦于芍药汤中加之同煎；如冬月腹痛，不可用芍药，盖大寒之药也，只加干姜（二分），或加半夏（五七分），以生姜少许制之。

如秋冬之月，胃脉四道为冲脉所逆，并胁下少阳脉二道而反上行，病名曰厥逆，《内经》曰：逆气上行，满脉去形①，明七神昏绝，离去其形而死矣。其证气上冲咽不得息，而喘急有音，不得卧，加吴茱萸（五分或一钱五分，汤洗去苦），观厥气多少而用之。

如夏月有此证，为大热也，盖此病随四时为寒热温凉也，宜以酒黄连、酒黄柏、酒知母（各等分），为细末，热②汤为丸梧桐子大，每服二百丸，白汤送下，空心服。仍多饮热汤，服毕少时，便以美饮食压之，使不令胃中留停，直至下元，以泻冲脉之邪也。大抵治饮食劳倦所得之病，乃虚劳七损证也，当用温平，甘多辛少之药治之，是其本法也。

【语译】

如果夏季见此病，则要加白芍以酸敛火热；春季见此病腹痛，更要加白芍。如果恶热口渴，或见腹痛，加白芍、生

---

①语出《素问·阴阳应象大论》，原文为"厥气上行，满脉去形"。
②热：《东垣十书》作"熟"。

黄芩以清湿热而柔肝止痛。

如果恶寒而腹中疼痛，加去皮桂枝以温脾止痛；不用黄芩，则谓之桂枝芍药汤，与芍药汤为同类方剂。如果冬季出现腹痛，就不要用芍药，因为芍药性寒的缘故，可以加干姜温中散寒止痛，或用半夏和胃化痰（加生姜制半夏之毒）。

如果秋冬季节，胃脉下行经过的缺盆、气街四个通道被冲脉所逆，与胁下的足少阳胆经一并上逆，这种病称为"厥逆"。《内经》说，逆气向上，血脉冲激，几欲离开形体。这种情况可致意识昏迷，形神相离，即将死亡。表现为气上冲咽喉，呼吸困难，喘息声大，不能平卧。可加大热的吴茱萸以平逆气，应该根据情况而具体使用。

如果夏天见到此类病证，是因为大热而至。大体而言，此病常因四季变化而分寒热温凉。夏季见此病则当用酒黄柏、酒黄连、酒知母为丸，空腹服用，要多饮热汤。服后要用美食压药物下行，不令其药久留胃中，要直达下焦，以清泻冲脉的火热。大体上饮食劳倦所致之病，属于虚劳中五劳七损之类，治疗上以甘温平和之药，甘药多而辛药少，这才是治本之法。

调中益气汤加减法

如时头热躁，下元阴火蒸蒸发	大便虚坐不得，或腹中常逼迫，血虚血涩	身体沉重，虽小便数多	胃气不和		痰厥头痛	兼躁热
加真生地黄、黄柏	加当归身	加茯苓、苍术、泽泻、黄柏	加汤洗半夏、生姜	有嗽，加生姜、生地黄，以制半夏之毒	非半夏不能除	加黄柏、生地黄
夏月	恶热而渴，或腹痛者	冬月腹痛	恶寒腹中痛	厥逆，气上冲咽不得息，喘急有音不得卧		
须加白芍药，如春月腹中痛，尤宜加	更加芍药、生黄芩	去芍药，只加干姜，或半夏、生姜	加中桂，去黄芩	秋冬加吴茱萸	夏月酒黄连、酒黄柏、酒知母为丸服	

如时上见寒热，病四时也，又或将理不如法，或酒食过多，或辛热之食作病，或寒冷之食作病，或居大热大寒之处益其病，当临时制宜，暂用大寒大热治法而取效，此从权也，不可以得效之故而久用之，必致难治矣。

【语译】

如果因四时外感而恶寒发热，又或调理不当，或过度饮酒、饮食，或因过食辛辣，或过食寒凉，或居处大热大寒，如果因为这些因素而病情加重，则当根据具体情况而用药。比如暂时用大热大寒的药物而有疗效，这只是从权之法，不可以因为有效而长期服用，否则将加重病情而难以治疗。

《黄帝针经》云：从下上者，引而去之；上气不足，推而扬之①。盖上气者，心肺上焦之气，阳病在阴，从阴引阳，宜以入肾肝下焦之药，引甘多辛少之药，使升发脾胃之气，又从而去其邪气于腠理皮毛也。又云：视前痛者，常先取之。是先以缪刺泻其经络之壅者，为血凝而不流，故先去之，而后治他病。

【语译】

《灵枢》指出，下病向上，当引而去之；上气不足，当补而升之。此处的"上气"，即上焦心肺之气，若心肺阳分之病是因下焦阴分而病，则当从阴分而引阳气上行。用药当以入下焦肝肾的药物，加上甘多辛少的药物，以升发脾胃水谷精气，并能祛逐皮毛腠理的邪气。《灵枢》又指出，审察最早的疼痛部位，用刺法治疗其脉络的壅滞，左病刺右，右病刺左，使血脉流畅，然后再治疗其他病变。

①语出《灵枢·官能》。

四、长夏湿热胃困尤甚用清暑益气汤论

《刺志论》云：气虚身热，得之伤暑，热伤气故也。《痿论》云：有所远行劳倦，逢大热而渴，渴则阳气内伐，内伐则热舍于肾，肾者，水脏也，今水不能胜火，则骨枯而髓虚，足不任身，发为骨痿。故《下经》曰：骨痿者，生于大热也。此湿热成痿，令人骨乏无力，故治痿独取于阳明。

【语译】

《素问·刺志论》指出，气虚而身热，是伤于暑热所致，因为暑能伤气。《素问·痿论》指出，如果远行而过于劳累，又逢天气炎热而口渴，口渴是因为暑热内侵，损伤阴津（肾水），阴津不足则阳热旺盛（心火），水不能胜火则骨髓空虚而失养，两足软弱不能支持身体，病为骨痿。因此《下经》说，骨痿病的起因是大热。如果因为湿热而成痿证，使人骨乏无力，所以"治痿独取阳明"。

时当长夏，湿热大胜，蒸蒸而炽，人感之多四肢困倦，精神短少，懒于动作，胸满气促，肢节沉疼。或气高而喘，身热而烦，心下膨痞，小便黄而数，大便溏而频，或痢出黄如糜，或如泔色。或渴或不渴，不思饮食，自汗体重。或汗少者，血先病而气不病也。其脉中得洪缓，若湿气相搏，必加之以迟。迟，病虽互换少瘥，其天暑湿令则一也。宜以清燥之剂治之。

【语译】

在长夏之时，湿热大盛，天气又蒸又热，此时感病则四肢困倦，精神不济，懒于运动，胸满闷而呼吸急促，关节沉重疼痛。或见呼吸急促而喘，身热，烦躁，胃脘闷胀，小便黄而次数多，大便稀溏且频，或下痢色黄如粥，或如泔水。或口渴或不渴，不思饮食，自汗，身重。如果汗出不多，是因为病在血而不在气。脉象洪缓，如果有湿气的话，必然又有迟象。病有迟脉，虽然症状有所不同，但病因是暑湿则是一致的。治疗当用清热润燥的方剂。

《内经》曰：阳气者，卫外而为固也[1]；炅则气泄[2]。今暑邪干卫，故身热自汗，以黄芪甘温补之为君；人参、橘皮、当归、甘草，甘微温，补中益气为臣；苍术、白术、泽泻，渗利而除湿，升麻、葛根，甘苦平，善解肌热，又以风胜湿也。湿胜则食不消而作痞满，故炒曲甘辛，青皮辛温，消食快气；肾恶燥，急食辛以润之，故以黄柏苦辛寒，借甘味泻热补水虚者，滋其化源；以人参、五味子、麦门冬，酸甘微寒，救

①语出《素问·生气通天论》。
②语出《素问·举痛论》。

天暑之伤于庚金为佐。名曰清暑益气汤。

【语译】

《内经》指出，阳气的功能是卫护体表。又说，暑热可以导致气机外泄。现在暑热侵犯卫表，因此身热而自汗出，应该以黄芪益气固表止汗为君药；人参、当归、甘草、橘皮甘温，补中益气为臣药；

清暑益气汤方阵图

	黄芪、人参、白术、甘草	橘皮、苍术、炒曲、青皮	
升麻、葛根 当归			人参、五味子、麦冬
	黄柏	泽泻	

苍术、白术、泽泻渗湿，升麻、葛根甘苦平，既能解肌清热，又能以风药而胜湿；湿多则饮食不消而为胀满痞闷，所以又用炒神曲之甘辛、青皮之辛温消食行气；"肾恶燥，急食辛以润之"，以黄柏的苦辛寒，再借用方中甘味药，共同起到泻热滋阴补水的效果，以滋肾水生化之源；再以人参、五味子、麦冬，酸甘微寒，以救暑热伤肺，共为佐药。此方名为清暑益气汤。

清暑益气汤

　　黄芪（汗少减五分）　　苍术（泔浸，去皮）　　升麻（以上各一钱）

人参（去芦）　泽泻　神曲（炒黄）　橘皮　白术（以上各五分）

麦门冬（去心）　当归身　炙甘草（以上各三分）　青皮（去白，

二分半）　黄柏（酒洗，去皮，二分或三分）　葛根（二分）　五味子（九枚）

上件同㕮咀。都作一服，水二大盏，煎至一盏，去渣，大温服，食远。剂之多少，临病斟酌。

此病皆由饮食劳倦，损其脾胃，乘天暑而病作也，但药中犯①泽泻、猪苓、茯苓、灯心、通草、木通，淡渗利小便之类，皆从时令之旺气，以泻脾胃之客邪，而补金水之不及也。

【语译】

此病是由于饮食不节、劳倦过度，损伤脾胃，再加上暑热天气而得。但是诸如泽泻、茯苓、灯芯草、通草、木通之类的药物，可以泻暑季湿邪之旺盛，祛脾胃湿浊，令津液化生，从而补益肺金肾水津液生化之不足。

此正方已是从权而立之，若于无时病湿热、脾旺之证，或小便已数，肾肝不受邪者误用之，必大泻真阴，竭绝肾水，先损其两目也，复立变证加减法于后。

【语译】

本方是根据夏季暑湿而立方，如果没有湿热、脾土湿盛的症状，或小便次数过多，下焦肝肾未受湿热之邪，这种情况下误用本方，则会大泻真阴，令肾水竭绝，首先损伤两目。

---

①犯：疑为"泛"或"凡"。

现重新根据变证加减如下。

心火乘脾，乃血受火邪，而不能升发，阳气伏①于地中；地者，人之脾也。必用当归和血，少用黄柏以益真阴。

脾胃不足之证，须少用升麻，乃足阳明、太阴引经之药也。使行阳道，自脾胃中右迁。少阳行春令，生万化之根蒂也，更少加柴胡，使诸经右迁，生发阴阳之气，以滋春之和气也。

【语译】

上焦心火压制脾土，使中焦脾土中的阳气（水谷精气）不能升发，伏于脾胃土中，营血不得化生而上达。应当用当归养血和血，少用黄柏以苦寒坚阴。

脾胃不足的病证，都要用升麻，升麻是足阳明胃经、太阴脾经的引经药，可以使脾胃中的清阳向上升发。足少阳胆类比于春天升发之气，是万物生化的根本，因此可少加柴胡，促使各条经脉中的阳气升发，令阳气自阴升阳，用来滋助春天的温和之气。

脾虚，缘心火亢甚而乘其土也，其次肺气受邪，为热所伤，必须用黄芪最多，甘草次之，人参又次之，三者皆甘温之阳药也。脾始虚，肺气先绝，故用黄芪之甘温，以益皮毛之气，

---

①伏：底本作"复"，据《济生拔萃》改。

而闭腠理，不令自汗而损其元气也。上喘气短懒语，须用人
参以补之。心火乘脾，须用炙甘草以泻火热，而补脾胃中元气。
甘草最少，恐资满也。若脾胃之急痛，并脾胃大虚，腹中急
缩，腹皮急缩者，却宜多用之，经云：急者缓之①。若从权，
必加升麻以引之，恐左迁之邪坚盛，卒不肯退，反致项上及
臀尻肉消而反行阴道，故使引之以行阳道，使清气之出地，
右迁而上行，以和阴阳之气也。若中满者，去甘草；咳甚者，
去人参；如口干嗌干者，加干葛。

【语译】

　　脾胃虚弱，是因为心火过于旺盛而压制脾土，其次肺受
火热侵犯而伤气津，因此必须多用黄芪，甘草用量次之，人
参又次之。这三者都是甘温的促进阳气化生的药物。脾胃一虚，
土不生金，肺气先虚，因此用黄芪甘温益气，固表益卫止汗，
防止汗出津伤而气脱。

　　上喘而气短懒言，则必须有人参补气。心火压制脾土，
则须用炙甘草以补脾胃元气而泻火热。甘草用量少，是因为
担心甘味令人胀满。如果脾胃亏虚而急痛，腹中、肚皮急缩，
就要大量用甘草，《内经》中说的"急者缓之"即是此意。

　　因为担心浊气下行而阻塞，清气不升反降，致使项、臀、
股部肌肉消瘦萎缩，所以要用升麻引阳气上行，使其从阴分

---

①语出《素问·至真要大论》。

上升至阳位，这样的话，就会阴阳调和。如果中焦胃气胀满，则减去甘草。咳嗽重的，减去人参。口干咽干的要加葛根。

脾胃既虚，不能升浮，为阴火伤其生发之气。营血大亏，营气伏于地中，阴火炽盛，日渐煎熬，血气亏少。且心包与心主血，血减则心无所养，致使心乱而烦，病名曰悗[1]；悗者，心惑而烦闷不安也。是清气不升，浊气不降，清浊相干，乱于胸中，使周身血逆行而乱。《内经》云：从下上者，引而去之[2]。故当加辛温、甘温之剂生阳，阳生则阴长，已有甘温三味之论。

【语译】

脾胃虚弱，升浮能力减弱，又被阴火压制。水谷精气向上而化的营血就会不足，营气被压制在中焦脾土。同时阴火炽盛，不断煎熬，血气则逐渐亏少。血少则心失所养，心中烦乱不安，病名叫"悗"；"悗"就是心中惑乱烦闷不安之意。由于清气不能上升，浊气不能下降，清浊干乱于胸中，又致全身血气运行逆乱。《内经》指出，"从下上者，引而去之"，所以要加用辛温、甘温药物以生化阳气，阳生则阴长，前文已经有相关的辛甘温三味的论述。

---

① 悗（mán）：烦闷、困惑。
② 语出《灵枢·官能》。

或曰：甘温何能生血，又非血药也。仲景之法，血虚以人参补之，阳旺则能生阴血也。更加当归和血，又宜少加黄柏，以救肾水。盖甘寒泻热火，火减则心气得平而安也。如烦乱犹不能止，少加黄连以去之，盖将补肾水，使肾水旺而心火自降，扶持地中阳气矣。

【语译】

会有人问，甘温药物并非养血药为何能生血？仲景已经有血虚用人参的先例，因为气旺则能生阴血。再加当归养血和血，最好再稍加黄柏以救肾水。因为甘寒可以清火，火消则心气得平。如此用药，仍然烦乱不止，则少加黄连以清心除烦，因为苦寒药物可以清火而坚肾阴，肾水旺盛则心火自降，心肾相交则有益于地中的阳气升发。

如气浮心乱，则以朱砂安神丸[1]镇固之。得烦减，勿再服，以防泻阳气之反陷也。如心下痞，亦少加黄连。气乱于胸，为清浊相干，故以橘皮理之，又能助阳气之升而散滞气，又助诸甘辛为用也。

【语译】

如果阳热外浮而心中烦乱，则用朱砂安神丸清心火而重镇安神。心烦减轻则停药，以防止久服而阳气下陷。如果心

---

[1]朱砂安神丸：出自李东垣《内外伤辨惑论》，组成为朱砂、甘草、黄连、当归、生地黄。

下痞闷，也可以稍加黄连以降心火。气机干乱于胸中，多属清阳与湿浊相干乱，所以要用橘皮理气，而且橘皮又能助阳气升发，消散滞气，还可以增强其他甘辛味药物的作用。

长夏湿土客邪大旺，可从权加苍术、白术、泽泻，上下分消其湿热之气也。湿气大胜，主食不消化，故食减，不知谷味，加炒曲以消之。复加五味子、麦门冬、人参，泻火益肺气，助秋损也，此三伏中长夏正旺之时药也。

【语译】

长夏季节外在的湿气过于旺盛，可以适当加上苍术、白术、泽泻，以从上下两个方面分别消散湿热之邪。湿气大盛，还表现为饮食不能消化，所以会出现饮食减少，食不知味，则可以加用炒神曲以消化食滞。再加上五味子、麦冬、人参以清热益肺气，帮助肺金（类比为秋季）凉降暑热的能力，这些正是长夏三伏常用的药物。

五、随时加减用药法

浊气在阳，乱于胸中，则膜满闭塞，大便不通。夏月宜少加酒洗黄柏大苦寒之味，冬月宜加吴茱萸大辛苦热之药以从权，乃随时用药，以泄浊气之不降也。借用大寒之气于甘味中，故曰甘寒泻热火也。亦须用发散寒气，辛温之剂多，黄柏少也。

【语译】

浊气停滞上焦阳位，逆乱于胸中，则表现为胸腹胀满痞闷，大便不通。夏天可以稍加酒洗黄柏，用黄柏的大苦大寒的特点以降胸中热浊；冬季则加吴茱萸，用其大辛大热之性以降胸中寒浊。可以根据季节随时调整用药，以降胸中浊邪。将大寒的药物和甘温益气药相配伍，则有升有降，即甘寒泻火之意。有时也要加用发散寒气的药物，辛温药物多用，苦寒的黄柏要少用。

清气在阴者，乃人之脾胃气衰，不能升发阳气，故用升麻、柴胡助辛甘之味，以引元气之升，不令飱泄也。

【语译】

"清气在阴"，指的是病人脾胃虚弱，不能将水谷精气向上升发，所以用升麻、柴胡，帮助其他辛甘补益的药物，引导元气上升，则不致清气下陷而泄泻。

堵塞咽喉，阳气不得出者曰塞，阴气不得下降者曰噎。夫噎塞迎逆于咽喉胸膈之间，令诸经不行，则口开、目瞪、气欲绝。当先用辛甘气味俱阳之药，引胃气以治其本，加堵塞之药以泻其标也。

【语译】

浊气堵塞咽喉，阳气不能上出叫"塞"，阴气不能下降叫"噎"。阴阳二气噎塞于胸膈之间，则相应经脉不通畅，表现为张口、两目直视、呼吸欲绝。应当先用辛甘类气味都属阳的药物，引导胃气上升，以治疗其本，再加堵塞类药物以泻其标。

寒月阴气大助阴邪于外，于正药内加吴茱萸大热大辛苦之味，以泻阴寒之气。暑月阳盛，则于正药中加青皮、陈皮、益智、黄柏，散寒气、泻阴火之上逆；或以消痞丸①合滋肾丸。滋肾丸者，黄柏、知母，微加肉桂，三味是也。或更以黄连别作丸，二药七八十九，空心约宿食消尽服之，待少时，以美食压之，不令胃中停留也。

---

①消痞丸：当指李杲《医学发明》卷一消痞丸，由黄连、黄芩、姜黄、白术、人参、缩砂仁、枳实、橘皮、干生姜、半夏、曲等药物组成。

【语译】

冬季天气寒冷，则易助体表阴寒之气，当于常用补脾胃药中加大辛大热而又能苦降的吴茱萸，以祛逐阴寒。夏季阳热旺盛，则于常用补脾胃药中加入青皮、陈皮、益智仁、黄柏，以散寒湿，泻阴火之上逆。或者用消痞丸加滋肾丸，滋肾丸主要由黄柏、知母和少量的肉桂组成，或者用黄连另外做丸，两种丸药用七八十丸，空腹服用，待过一小段时间后，再服用精美食物将药物向下推送，以免药物在胃中停留过久。

如食少不饥，加炒曲。

如食已心下痞，别服橘皮枳术丸。

如脉弦，四肢满闭，便难而心下痞，加甘草、黄连、柴胡。

如腹中气上逆者，是冲脉逆也，加黄柏（三分）、黄连（一分半）以泄之。

如大便秘燥，心下痞，加黄连、桃仁，少加大黄、当归身。

如心下痞，夯闷者，加白芍药、黄连；如心下痞，腹胀，加五味子、白芍药、缩砂仁；如天寒，少加干姜或中桂。如心下痞，中寒者，加附子、黄连。如心下痞，呕逆者，加黄连、生姜、橘皮。如冬月，不加黄连，少入丁香、藿香叶。

【语译】

如果食少而不觉饥饿，加炒神曲以消食化滞。

如果饭后心下胃脘部位痞闷，再加服橘皮枳术丸。

如果脉弦，四肢胀满不舒，大便不畅，心下痞闷，加甘草、黄连、柴胡。

如果腹部有气向上冲逆，这是冲脉为病，加黄柏、黄连以泻冲脉之火。

如果大便干结不通，心下痞闷，加用黄连、桃仁，少加当归身、大黄以通泄大便。

如果心下痞闷，按之硬痛者，加白芍、黄连。如果心下痞闷，腹胀满者，加五味子、白芍、缩砂仁，天气寒冷时则稍加些干姜或去皮桂枝。如果心下痞闷而中焦有寒，则加附子和黄连。如果心下痞闷而呕吐者，则加黄连、生姜、橘皮。如果是在冬天则不用黄连，而加用少量的丁香、藿香叶。

如口干嗌干，加五味子、葛根。

如胁下急或痛甚，俱加柴胡、甘草。

如胸中满闷郁郁然，加橘红、青皮，木香少许。

如头痛有痰，沉重懒倦者，乃太阴痰厥头痛，加半夏（五分），生姜（二分或三分）。

如腹中或周身间有刺痛，皆血涩不足，加当归身。

如哕，加五味子多，益智少。

【语译】

如果口干咽干，加五味子、葛根。

如果胁下有急缩感或疼痛严重，加柴胡、甘草。

如果胸中满闷，如同有气郁结在内，加用橘红、青皮和少量木香。

如果头痛是由痰浊引起，并见身体沉重困倦，这是太阴痰厥病头痛，加用半夏、生姜。

如果腹中或全身刺痛，这是瘀血停滞所致，加用当归身以养血活血。

如果有呕哕，加五味子，少量益智仁。

如食不下，乃胸中胃上有寒，或气涩滞，加青皮、陈皮、木香，此三味为定法。如冬天，加益智仁、草豆蔻仁；如夏月，少用，更加黄连；如秋月，气涩滞，食不下，更加槟榔、草豆蔻仁、缩砂仁，或少加白豆蔻仁；如三春之月，食不下，亦用青皮少，陈皮多，更加风药，以退其寒覆其上；如初春犹寒，更少加辛热，以补春气之不足，以为风药之佐，益智、草豆蔻皆可也。如脉弦者，见风动之证，以风药通之；如脉涩，觉气涩滞者，加当归身、天门冬、木香、青皮、陈皮。有寒者，加桂枝、黄芪。

【语译】

如果饮食不下，多由胸中胃上有寒或气滞所致，加用青皮、陈皮、木香，这三味药是一定之法。冬天则加益智仁、草豆蔻仁；夏天则要少用，可以加黄连。秋天时气滞不畅而食不下，再加用槟榔、草豆蔻仁、缩砂仁，或加少量白豆蔻仁。如果春季三个月，饮食不下，可多用陈皮，少用青皮，再加风类药以祛表寒。如果初春天气尚寒，再加少量辛热药物为佐药，以增强春气温暖升发之不足，益智仁、草豆蔻都可以加用。

如果脉弦而见风木郁滞之象，则以风药通经络。如果脉涩，而且感觉气滞不畅，加用当归身、天冬、木香、青皮、陈皮。如果有寒再加桂枝、黄芪。

如胸中窒塞，或气闭闷乱者，肺气涩滞而不行，宜破滞气，青皮、陈皮，少加木香、槟榔。如冬月，加吴茱萸、人参。

或胸中窒塞，闭闷不通者，为外寒所遏，使呼出之气不得伸故也，必寸口脉弦，或微紧，乃胸中大寒也，若加之以舌上有白苔滑者，乃丹田有热，胸中有寒明矣。丹田有热者，必尻臀冷，前阴间冷汗，两丸冷，是邪气乘其本，而正气走于经脉中也。遇寒，则必作隐隐而痛，以此辨丹田中伏火也。加黄柏、生地黄，勿误作寒证治之。

如秋冬天气寒凉而腹痛者，加半夏，或益智，或草豆蔻之类。

如发热，或扪之而肌表热者，此表证也，只服补中益气汤一二服，亦能得微汗则凉矣。

【语译】

如果胸中窒塞感，或气闭闷乱，这是肺气涩滞不行的原因，当破气行滞，用陈皮、青皮，少加木香、槟榔。冬季则加用吴茱萸、人参。

如果胸中窒塞不通而闷，若因外寒闭遏而呼气不畅，脉象当见寸口弦或微紧，为胸中有大寒的缘故。若舌有白色水滑苔，则为下热上寒（丹田有热、胸中有寒）。丹田有热则见尾骶、臀部发冷，前阴有汗，睾丸冷，这是邪热侵犯下焦，卫阳之气被迫走行经脉之中，不能温煦脉外，遇寒则相应经脉循行处隐隐作痛，这个症状是辨别丹田有火的关键。可加用黄柏、生地以养阴清热，千万不要当作寒证来治疗。

如果秋冬季节天气寒凉而腹痛者，加半夏或益智仁，或草豆蔻之类。

如果发热，或用手扪肌表有热，这是表热，只用补中益气汤甘温除热，一两次即可微汗而热退。

如脚膝痿软，行步乏力，或疼痛，乃肾肝中伏湿热，少加黄柏，空心服之，不愈，更增黄柏，加汉防己（五分），则脚膝中气力如故也。

如多唾，或唾白沫者，胃口上停寒也，加益智仁。

如少气不足以息者，服正药二三服；气犹短促者，为膈上及表间有寒所遏，当引阳气上伸，加羌活、独活，藁本最少，升麻多，柴胡次之，黄芪加倍。

【语译】

如果两腿、两膝痿软，行走无力，或有疼痛，这是肝肾中伏有湿热的原因，少加一些黄柏空腹服用，如果不愈则黄柏加量，再加汉防己清利湿热，则下肢气力就会恢复。

如果口中多唾，或吐白沫，这是胃口上停有寒邪所致，加用益智仁。

如果气虚气少，呼吸困难者，则服用补益肺脾等对证药物两到三服。服后仍然气短气促，则考虑胸中及体表有寒邪困遏，当引导阳气升发，药用羌活、独活，少量藁本，升麻要量大，柴胡用量次之，黄芪用量要加倍。

四时用药加减法

寒月	暑月			食少不饥	食已心下痞	脉弦，四肢满闭，便难而心下痞
加吴茱萸	加青皮、陈皮、益智、黄柏	或以消痞丸合滋肾丸	或更以黄连别作丸	加炒曲	别服橘皮枳术丸	加甘草、黄连、柴胡
腹中气上逆者	心下痞					

加黄柏、黄连	夯闷者，加白芍药、黄连	腹胀，加五味子、白芍药、缩砂仁	天寒，少加干姜或中桂	中寒者，加附子、黄连	呕逆者，加黄连、生姜、橘皮	冬月，不加黄连，少入丁香、藿香叶
大便秘燥，心下痞	口干嗌干	胁下急或痛甚	胸中满闷郁郁然	头痛有痰，沉重懒倦者	腹中或周间有刺痛	如哕
加黄连、桃仁，少加大黄、当归身	加五味子、葛根	俱加柴胡、甘草	加橘红、青皮、木香少许	太阴痰厥头痛，加半夏、生姜	皆血涩不足，加归身	加五味子多、益智少
食不下						
加青皮、陈皮、木香，此三味为定法	冬天，加益智仁、草豆蔻仁	夏月，少用，更加黄连	秋月，更加槟榔、草豆蔻仁、缩砂仁，或少加白豆蔻仁	三春之月，用青皮少，陈皮多，更加风药	初春犹寒，更少加辛热，以为风药之佐，益智、草豆蔻皆可也	
食不下					胸中窒塞	丹田中伏火
脉弦者，见风动之证，以风药通之	如脉涩，觉气涩滞者，加当归身、天门冬、木香、青皮、陈皮	有寒者，加桂枝、黄芪	或气闭闷乱者，青皮、陈皮、木香、槟榔		如冬月，加吴茱萸、人参	必尻臀冷，前阴间冷汗，两丸冷，加黄柏、生地黄
秋冬天气寒凉而腹痛者	发热，或扪之而肌表热者	脚膝痿软，行步乏力或疼痛，			多唾，或唾白沫	少气不足以息者
加半夏，或益智，或草豆蔻	只服补中益气汤一二服	少加黄柏。不愈，增黄柏加汉防己			加益智仁	服正药二三服
气犹短促者，为膈上及表间有寒所遏						
当引阳气上伸，加羌活、独活，藁本最少，升麻多，柴胡次之，黄芪加倍						

六、肠澼下血论

《太阴阳明论》云：食饮不节，起居不时者，阴受之。阴受之则入五脏，入五脏则䐜满闭塞，下为飧泄，久为肠澼。夫肠澼者，为水谷与血另作一派，如㳌桶[1]涌出也。今时值长夏，湿热大盛，正当客气胜而主气弱也，故肠澼之病甚，以凉血地黄汤主之。

【语译】

《素问·太阴阳明论》指出，饮食不能节制，起居没有规律，则人体阴分受病。阴分受邪则病入五脏，病入五脏则脘腹胀满闭塞，在下表现为"肠澼"即痢疾。肠澼的表现是水谷不化，伴见便血，暴泻如注。正处于长夏之时，湿热旺盛，外在的邪气亢盛而人体正气不足，所以肠澼一病，当用凉血地黄汤治疗。

凉血地黄汤

黄柏（去皮，锉，炒）　知母（锉，炒，以上各一钱）　青皮（不去皮穰）　槐子（炒）　熟地黄　当归（以上各五分）

上件㕮咀。都作一服，用水一盏，煎至七分，去渣，温服。

---

① 㳌（jí）桶："㳌"疑为"唧"。唧桶，又称"激桶""汲桶"，是古代用于救火的扬水器。

【方解】

本方用黄柏、知母苦寒而清热燥湿，青皮破气行滞，当归、熟地养血和血，槐米凉血止痢。

如小便涩，脐下闷，或大便则后重，调木香、槟榔细末（各五分），稍热服，空心或食前。

如里急后重，又不去者，当下之。

如有传变，随证加减。

假令脉洪大，用泻火利小便药之类是也。

如腹中动摇有水声，而小便不调者，停饮也，诊显何脏之脉，以去水饮药泻之。

如胃虚不能食，而大渴不止者，不可用淡渗之药止之，乃胃中元气少故也，与七味白术散①补之。

如发热恶热，烦躁，大渴不止，肌热不欲近衣，其脉洪大，按之无力者，或兼目痛鼻干者，非白虎汤证也，此血虚发躁，

凉血地黄汤方阵图

	青皮	
当归	黄柏、知母	
	熟地	
	槐米	

---

①七味白术散：当指宋代钱乙《小儿药证直诀》七味白术散，由人参、白术、茯苓、炙甘草、藿香、木香、葛根组成。

当以黄芪（一两）、当归身（二钱），咬咀，水煎服。

【语译】

如果小便涩，肚脐以下闷胀，或者大便时有重坠感，则加入木香、槟榔以行气导滞，稍热时空腹调服。

如果里急后重，但大便又不能下，则当加大黄之类泻下药物以通下积滞。

如果病情有发展变化，则随加减用药。

比如脉象洪大，则用泻火利小便的药物。如果腹中动摇时有水声振动，并且小便不调，这是水饮内停所致，要诊脉看是哪脏病变，再用祛逐水饮的药物针对性治疗。

如果脾胃虚弱，不能饮食，又大渴不止，因为胃中元气不足就不要用淡渗利湿的药物，可用七味白术散治疗。

如果发热恶热，烦躁，大渴不止，肌热不欲近衣，脉象洪大、按之无力，或兼见目痛鼻干，这不是白虎汤证，而是血虚发热证，当用黄芪、当归身补气生血，甘温除热。

如大便闭塞，或里急后重，数至圊而不能便，或少有白脓，或少有血，慎勿利之，利之则必致病重，反郁结而不通也，以升阳除湿防风汤举其阳，则阴气自降矣。

【语译】

如果大便不通，或有里急后重，便意频频，多次去厕所又不能排出大便，或者大便有少许白脓，或有少许出血，这时用下法就要慎重，一旦用下法，反而可能导致大便更加郁闭不通。当用升阳除湿防风汤升举阳气，阳升则阴气自降。

升阳除湿防风汤

苍术（泔浸，去皮净，四两）　防风（二钱）　白术　白茯苓　白芍药（以上各一钱）

上件㕮咀。除苍术另作片子，水一碗半，煮至二大盏，纳诸药，同煎至一大盏，去渣，稍热服，空心食前。

如此证飧泄不禁，以此药导其湿；如飧泄及泄不止，以风药升阳，苍术益胃去湿；脉实，膜胀，闭塞不通，从权以苦多甘少药泄之；如得通，复以升阳汤助其阳，或便以升阳汤中加下泄药。

【方解】

本方以苍术化湿而达表，防风辛散而升发阳气，白术、茯苓健脾祛湿，白芍敛阴和营，全方配伍，中气旺盛，阳升而阴降。如果大便泄泻滑脱不禁，用此方以祛湿止泻，风药升阳止泻，苍术益胃祛湿止泻。脉象有力，脘腹胀

升阳除湿防风汤

防风、苍术	白术、茯苓	
白芍		

满，气机不通，则相应多用苦药、少用甘药以降泻湿浊。如果气机得以畅通，则用本方以升清阳，或在本方中加用行气降气药物。

七、脾胃虚不可妄用吐药论

《六元正纪论》云"木郁则达之"者，盖木性当动荡轩举①，是其本体。今乃郁于地中，无所施为，即是风失其性。人身有木郁之证者，当开通之，乃可用吐法，以助风木，是木郁则达之之义也。

【语译】

《素问·六元正纪大论》所说"木郁达之"的意思，当指木的本性就是直而轩昂，受风则动摇荡动。如果被压制而郁于地中，不能发挥其作用，即风木失其条达之本性。如果人体肝木郁滞，则当宣发开通，可以用吐法去其郁遏，疏达肝木，此即"木郁达之"的含义。

又说，"木郁达之"者，盖谓木初失其性，郁于地中，今既开发，行于天上，是发而不郁也，是木复其性也，有余也。有余则兼其所胜，脾土受邪，见之于"木郁达之"条下，不止此一验也。

又厥阴司天，亦风木旺也，厥阴之胜，亦风木旺也，俱是脾胃受邪，见于上条，其说一同。

_____

①轩举：轩昂貌。

【语译】

　　"木郁达之"的另一种说法，是指初时木失条达，郁于地中，现在既已开发条达，木气行于天上，则发而不郁，木气恢复其本性。木气有余则兼并脾土，脾土就会受肝木的克制而生病。此论见于《素问·六元正纪大论》条下，并不限于一条，其他地方也有阐述。

　　比如《素问·至真要大论》论述厥阴司天时，厥阴之胜即指风木旺盛，亦言脾胃受邪，与上条论述相同。

　　或者不悟"木郁达之"四字之义，反作"木郁治之"，重实其实，脾胃又受木制，又复其木，正谓"补有余而损不足"也。既脾胃之气先已不足，岂不因此而重绝乎！

【语译】

　　有人不理解"木郁达之"一论有木旺而脾土受病之义，反用吐法以助肝木疏泄，结果导致肝木更疏泄更旺而脾胃更虚，即所谓的"补有余而损不足"。如此脾胃之气先已不足，又经误治，则脾胃之气必因此重复受伤而绝啊！

　　再明胸中窒塞当吐，气口三倍大于人迎，是食伤太阴。上部有脉，下部无脉，其人当吐，不吐则死。以其下部无脉，知其木郁在下也，塞道不行，而肝气下绝矣。兼肺金主塞而不降，为物所隔，金能克木，肝木受邪，食塞胸咽，故曰"在上者因而越之"。仲景云，实烦以瓜蒂散吐之，如经汗下，谓之虚烦，又名懊憹，烦躁不得眠，知其木郁也，以栀子豉汤吐之。昧者将膈咽不通、上支两胁、腹胀、胃虚不足，乃"浊气在上，则生䐜胀"之病吐之。况胃虚必怒，风木已来乘陵①胃中，《内经》以铁落镇坠之，岂可反吐，助其风木之邪？不主吐而吐，其差舛②如天地之悬隔。大抵胸中窒塞，烦闷不止者，宜吐之耳。

【语译】

再次强调，胸中窒塞则当用吐法，脉象表现为气口脉（此指右寸，主内伤）三倍大于人迎（此指左寸，主外感），病机为饮食伤脾，填塞胸中。《难经·十四难》说上部有脉，下部无脉，当用吐法，不吐则死。因下部无脉所以推知肝木被胸中食浊郁遏，肝阳清气上升之路闭塞，肝失条达之性而不通于下。再则肺金因胸中食浊横塞而不得肃降，则金气妄行克制肝木，肝木受病，再加上饮食填塞于胸咽之间，故而称"在上者因而越之"。张仲景说，胸中痞塞属实证而烦者，当用瓜蒂散涌吐，如果经发汗和泻下治疗，则虽烦而虚，又名懊憹，烦躁不能入睡，这也是木气被郁，当以栀子豉汤吐之。

---

①乘陵：当作"乘凌"。
②差舛：差错。

不明晓此理的医生，将膈咽不通、胸胁支满、腹胀之类胃虚不足的病变，当成"浊气在上，则生䐜胀"而用吐法。何况胃虚则肝旺，风木乘机欺凌脾土，《内经》用生铁落饮以重镇肝气之亢盛，哪里还能再用吐法来助风木之旺盛？不当吐而用吐法，其中差错犹如天地之悬隔。大概只有胸中窒塞，烦闷不止，才适宜用吐法吧。

八、安养心神调治脾胃论

《灵兰秘典论》云："心者，君主之官，神明出焉。"凡怒、忿、悲、思、恐、惧，皆损元气。夫阴火之炽盛，由心生凝滞，七情不安故也。心脉者，神之舍，心君不宁，化而为火，火者，七神①之贼也。故曰阴火太盛，经营之气，不能颐养于神，乃脉病也。神无所养，津液不行，不能生血脉也。心之神，真气之别名也，得血则生，血生则脉旺，脉者神之舍。若心生凝滞，七神离形，而脉中唯有火矣。

【语译】

《素问·灵兰秘典论》云："心者，君主之官，神明出焉。"但凡怒、忿、悲、思、恐、惧等情绪，都会损耗元气。阴火的炽盛，多由心情不畅、七情不安所致。血脉是神气居住和依存之地，心神不安，则神转化为火，火反过来又能损耗七神（神、魂、魄、意、智、志、精）。因此阴火太盛，脾胃运化生成的营卫二气不能向上奉养心神，则心主之血脉必然生病。这是因为心神不能得到滋养，津液不能上奉，不能生化血气、充养血脉的缘故。心所主之神，即是真气，心神必

---

① 七神：《医学启源·用药备旨》第十四"七神"：心藏神，肺藏魄，肝藏魂，脾藏意与智，肾藏精与志。

须靠血气来化生和滋养，血气旺盛则心脉充盛，因心脉为神气居住之地，故心脉旺盛则神气健旺。如果心中情绪郁结不畅，七神与五脏不谐，则血脉之中神气少而阴火旺盛。

　　善治斯疾者，惟在调和脾胃，使心无凝滞，或生欢忻^①，或逢喜事，或天气暄和，居温和之处，或食滋味，或眼前见欲爱事，则慧然如无病矣。盖胃中元气得舒伸故也。

【语译】

　　因此治疗此类疾病，重点在于调和脾胃，并使心中不生七情郁滞。来日或心情愉悦畅快，或逢喜事，或天气晴朗暖和，生活于温暖之地，或饮食精美，或常见开心喜乐之事，则身心愉悦而病情大为缓解。这大概是胃中元气得以舒展的原因吧。

---

①欢忻：欢快愉悦。

九、凡治病当问其所便

《黄帝针经》云：中热消瘅则便寒，寒中之属则便热。胃中热则消谷，令人悬心善饥，脐以上皮热；肠中热，则出黄如糜，脐以下皮寒。胃中寒，则腹胀；肠中寒，则肠鸣飧泄。

【语译】

《灵枢·师传》说，中焦热盛则善消食物，平时得寒则舒服；中焦有寒则喜热。胃中热盛则能食易饥，心慌，肚脐以上皮肤热；肠中热则大便稀溏色黄如小米粥，肚脐以下皮肤寒冷。胃中寒则腹胀满，肠中寒则肠鸣泄泻、完谷不化。

一说，"肠中寒则食已窘迫，肠鸣切痛，大便色白"；"肠中寒，胃中热则疾饥，小腹痛胀"；"肠中热，胃中寒则胀而且泄"。非独肠中热则泄，胃中寒传化亦泄。

【语译】

另外一种论述是，肠中有寒则吃完饭就有便意，肠鸣腹痛，大便色白；肠中有寒，胃中有热，则易于饥饿，小肚子胀痛；肠中有热，胃中有寒，则腹胀而且泄泻。实际上，并非仅在肠中有热时会腹泻，在胃中有寒时，未能消化的食糜传化至肠道亦会腹泻。

胃欲热饮，肠欲寒饮，虽好恶不同，春夏先治标，秋冬先治本。

衣服，"寒无凄怆，暑无出汗。热无灼灼，寒无怆怆，寒温中适，故气将持，乃不致邪僻也"①。

此规矩法度，乃常道也，正理也，揆度也，当临事制宜。以反常合变耳。

【语译】

正常情况下，胃中喜好热饮以助阳气升腾而吸收；肠道喜好寒饮，以助阴气下降而排泄。虽然胃肠喜恶不同，但春夏时阳气升发，治病当先治标病（即新病）；秋冬阳气敛藏，治病先治本病（调理脾胃不足，升发阳气）。

穿衣要注意的是，天气寒冷要加衣不致恶寒身冷，夏日天热则减衣不致汗多。不使身体过冷过热，寒温适宜，这样气机运行有度，能抵御邪气不致生病。

这些规则法度，是临床要遵守的一般原则，同时也要根据具体情况而有所变化，以反常之法合变化之证。

---

① 语出《灵枢·师传》。

十、胃气下溜五脏气皆乱其为病互相出见论

"黄帝曰：何谓逆而乱？岐伯曰：清气在阴，浊气在阳，营气顺脉，卫气逆行，清浊相干，乱于胸中，是为大悗。故气乱于心，则烦心密嘿，俛首静伏。乱于肺，则俛仰喘喝，按手以呼。乱于肠胃，则为霍乱。乱于臂胫，则为四厥。乱于头，则为厥逆，头重眩仆。"①

【语译】

《灵枢·五乱》中，黄帝问岐伯：何谓气血逆行而乱？岐伯回答说：清阳之气下陷于下部阴分，浊阴之气逆行于上部阳分；营气仍正常运行于脉中，但卫气却在脉外相反而行；清气和浊气相互干扰，错乱于胸中，则表现为极度烦闷不安。所以气乱于心中，则心烦而不欲言，低头静伏；乱于肺中，呼吸急迫困难，其状张口抬肩，以手按胸；乱于胃肠，则上吐下泻，是为霍乱；乱于臂胫，则为四肢厥冷；乱于头部，则为气血上冲，头重而眩晕跌倒。

大法云：从下上者，引而去之②。又法云：在经者，宜发之。

---

①本篇凡带引号者，皆出《灵枢·五乱》。
②语出《灵枢·官能》。

【语译】

《灵枢·官能》中的治疗大法说，下部浊气向上逆冲的疾病，当先升引下陷的清阳。另一治法说，病邪在经脉，则当发汗外散。

"黄帝曰：五乱者，刺之有道乎？岐伯曰：有道以来，有道以去，审知其道，是谓身宝。"

【语译】

黄帝问，以上五种逆乱，用针刺治疗时有一定的原则吗？岐伯回答说，疾病到来有一定的路径，那么祛逐病邪也要从此路径。能细察其来去的路径，这就是治病的宝贵原则。

"黄帝曰：愿闻其道。岐伯曰：气在于心者，取之手少阴心主之输（神门、大陵）。"

滋以化源，补以甘温，泻以甘寒，以酸收之，以小苦通之，以微苦辛甘轻剂，同精导气，使复其本位。

【语译】

黄帝请岐伯详细讲解，岐伯回答说：气逆乱于心中，取手少阴心经和手厥阴心包经的输穴（神门、大陵）。

用药当滋补气血之源，补益脾胃，以甘温药补之，以甘寒药泻之，以酸药收敛，以少量苦药降气，以少量微苦辛甘药物升发阳气，引导精气上行，恢复阳气升发回归阳分。

"气在于肺者，取之手太阴荥，足少阴输"（鱼际并太渊输）。

太阴以苦甘寒。乃乱于胸中之气，以分化之味去之；若成痿者，以导湿热；若善多涕，从权治以辛热。仍引胃气前出阳道，不令湿土克肾，其穴在太溪。

【语译】

逆气在肺，刺法取手太阴肺经荥穴鱼际、输穴太渊，足少阴输穴太溪。

用药上，肺中气逆当用苦甘寒药物，以分化胸中浊乱之气。如果因肺病而成痿证，则从肺用药，凉降其中的湿热。如果易于流涕，则暂用辛热药物以升散阳气直达肌表。要引胃中阳气升发，不令生湿而下克肾水，取穴在足少阴肾经输穴太溪。

"气在于肠胃者，取之足太阴、阳明；不下者，取之三里"（章门、中脘、三里）。

因足太阴虚者，于募穴中导引之于血中。有一说，腑输去腑病也，胃虚而致太阴无所禀者，于足阳明胃之募穴中引导之。如气逆上而霍乱者，取三里，气下乃止，不下复始。

【语译】

气逆乱于肠胃，取足太阴脾经募穴章门和足阳明胃经募穴中脘，若病不退则再取足三里。

若因足太阴脾虚弱，刺脾经募穴以引水谷精气入于血脉之中。有种认识是，六腑输穴可以治疗腑病。若因胃虚而脾无所禀受、不能转输者，则取足阳明胃经募穴，以强胃而引水谷精气入脾。如果因胃肠气乱而霍乱吐泻者，取足三里以降胃气，气降则止，不降则仍取足三里。

"气在于头者，取之天柱、大杼；不知，取足太阳荣、输"（通谷深，束骨深）。

先取天柱、大杼，不补不泻，以导气而已。取足太阳膀胱经中，不补不泻，深取通谷、束骨。丁心火，己脾土穴中以引导去之。如用药，于太阳引经药中，少加苦寒、甘寒以导去之，清凉为之辅佐及使。

【语译】

气逆乱于头部，取天柱、大杼，无效则深取足太阳膀胱经荥穴通谷、输穴束骨。

先取天柱、大杼穴，不用补法也不用泻法，引导气机即可。在足太阳膀胱经深取通谷、束骨，也不用补法和泻法。也可以在属火的心经、属土的脾经取穴以调整火、湿、水的关系，用来治疗属水的太阳经病变。

用药的话，可在太阳引经药中，稍加苦寒、甘寒药物以清降火热并补护脾土，这些清凉药物可以当作佐助药及使药。

"气在于臂足，取之先去血脉，后取其阳明、少阳之荥输"（二间、三间深取之，内庭、陷谷深取之）。

　　视其足、臂之血络尽取之，后治其痿、厥，皆不补不泻，从阴深取，引而上之。上之者，出也，去也。皆阴火有余，阳气不足，伏匿于地中者。血，营也，当从阴引阳，先于地中升举阳气，次泻阴火，乃导气同精之法。

【语译】

　　四肢臂足的营卫气乱，当先去血脉中的瘀滞，然后取阳明经、少阳经的荥穴和输穴。可深取手阳明经荥穴二间、输穴三间，足阳明经荥穴内庭、输穴陷谷。

　　察取四肢上瘀滞的络脉，并用针刺之法祛瘀通络，然后再调治其痿厥，手法要不补不泻，针法要深刺，从深处引而出外。这是因为阴火有余，阳气不足，阴火压制阳气，阳气伏藏于阴分不能升发。血主要产生于脾胃运化的营气，脾胃虚则营气不能升达阳分上焦，伏藏于脾胃土中。当从脾土阴分引阳精升发至上焦阳分，然后再清泻阴火，这就是《灵枢·五乱》所讲的"导气同精"之法。

　　"黄帝曰：补泻奈何？岐伯曰：徐入徐出，谓之导气；补泻无形，谓之同精。是非有余不足也，乱气之相逆也。帝曰：允乎哉道，明乎哉论，请著之玉版，命曰治乱也。"

【语译】

《灵枢·五乱》：黄帝问，五乱之病如何用针法补泻？岐伯回答说，针刺时缓入缓出，称之为"导气"之法；不拘泥于补法或泻法，即可使营卫精气运行正常，谓之"同精"。这里针对的病机不是有余的实证或不足的虚证，而是针对营卫二气运行的逆乱。黄帝赞叹说，此论公允而明晰，合乎大道，请刻在玉版上以示宝贵，将其命名曰"治乱"。

【释疑】

《内经》针法，大多循以下原则：气不足的就要用补法，属于热的就要用速针泻法，属于寒的就要用留针法，属于阳气内衰以致脉道虚陷不起的就要用灸法，既不属于经气亢盛也不属于经气虚弱，而仅仅是经气运行失调的，就要用本经所属的腧穴来调治。

《灵枢·五乱》本于内经的这种思想，在取穴上多以本经荥穴、输穴为主。荥穴为经气之所流，输穴为经气之所注，故荥、输为调节经气逆乱之主要腧穴。仔细推究，这里之所以不选井穴，是因为井为经脉之源泉，脉气微小，不能平逆逆乱之气。而"经穴""合穴"脉气宽大，若在此处起到平逆经气作用也很困难，就像海里放针，平逆作用微弱。唯有荥穴、输穴脉气不大不小，相对较好控制，由此可见古人选穴的用心良苦，精益求精。

李东垣的"导气同精"法强调补脾胃，善于运用"补土"的思想，土健则内脏平和。该法是对《内经》"导气同精"法思想的发展，对后世医家产生了非常重要的影响。"导气同精"法强调补升脾胃阳气以平阴火，而《五乱》则强调补益脾胃阳气，使全身气机谨守其处，各归本位，从而达到阴阳协同的目的。前者多用于肌肉筋骨为主要病位的病变，而后者多用于脏腑功能紊乱为主要表现的病变；前者多在土经（脾经、胃经）上选属阴的穴位，后者多在阴阳经上直接选用属土的穴位及脾胃的俞穴、募穴；二者均强调深刺。通过深刺以达到"出谷气"，完成补脾胃平阴阳的目的。

十一、阴病治阳阳病治阴

《阴阳应象论》云：审其阴阳，以别柔刚，阳病治阴，阴病治阳，定其血气，各守其乡，血实宜决之，气虚宜掣引之。

【语译】

《素问·阴阳应象大论》指出，要审察病位在阴在阳，以分别病势的柔与刚，阳病可从阴引阳，阴病可从阳降阴。令血气运行正常，各自遵循各自的方向。血实不行当通导，气病虚弱宜补而宣发。

夫"阴病在阳"者，是天外风寒之邪乘中而外入，在人之背上腑腧、脏腧，是人之受天外客邪。亦有二说："中于阳则流于经"[1]。此病始于外寒，终归外热，故以治风寒之邪，治其各脏之腧。非止风寒而已，六淫湿、暑、燥、火，皆五脏所受，乃筋骨血脉受邪，各有背上五脏腧以除之。伤寒一说从仲景，中八风[2]者，有《风论》[3]。

中暑者，治在背上小肠腧；中湿者，治在胃腧；中燥者，治在大肠腧。此皆六淫客邪有余之病，皆泻在背之腑腧。若

---

① 语出《灵枢·邪气脏腑病形》。
② 八风：当指《素问·金匮真言论》中所论"天有八风，经有五风"。
③ 风论：当指《素问·风论》篇。

病久传变，有虚有实，各随病之传变，补泻不定，只治在背腧。

【语译】

"阴病在阳"的意思是，外感风寒之邪中人，病位在人阳位背部的腑腧、脏腧，此处"阴"即指风寒二邪。

此外还有两种说法，《灵枢·邪气脏腑病形》认为，风寒中于阳位（背部）则传于六经，初起表现为表寒证，最终演变成外热证。因此治风寒之邪伤人，要从背部阳位的五脏腧穴分别治疗。不但风寒中人如此，六淫的湿、暑、燥、火等邪气伤人，也从五脏而伤，外在于筋、骨、血脉，应各自从背部五腧穴来治疗。关于伤寒的病证，仲景《伤寒论》六经辨证论述详细，八风中人的病变则参见《素问·风论》篇。

中于暑邪，则取治背部小肠腧；中于湿邪，则取治背部胃腧；中于燥邪，则取治背部大肠腧。这类外感六淫有余的实证，都应当泻背部六腑腧穴。如果病情日久不愈，传变多端，有虚有实，则各随其病变而补泻不定，但都要取背部阳位的腧穴。

另有"上热下寒"。经曰：阴病在阳，当从阳引阴，必须先去络脉经隧之血。若阴中火旺，上腾于天，致六阳反不衰而上充者，先去五脏之血络，引而下行。天气降下，则下寒之病自去矣，慎勿独泻其六阳。此病阳亢，乃阴火之邪滋之，只去阴火，只损血络经隧之邪，勿误也。

【语译】

另外一种说法是指"上热下寒"的情况。《素问·阴阳应象大论》中说的"阴病在阳"，治疗时要先祛逐瘀血而使络脉、经脉通畅，然后方能"从阳引阴"。此处"阳"指的是在外在上的六腑，"阴"指的是在内在下的五脏。

如果阴分火热旺盛，乘于上焦阳位，主外的六腑阳气不衰，反而上充于上焦，则为"上热下寒"。治疗当先祛逐五脏络脉中的瘀血，使脏腑阴阳之间的经络保持通畅，然后再引导上焦亢盛的阳热使之下行。阳热下行，则下寒的病证自然就会缓解，千万不要只去清泻六腑的阳热。同理，此种阳热亢盛，原因虽在于阴火的滋助，但如果只去清泻阴火，只去祛逐血络的瘀血，同样是不够的，不要错误治疗。

"阳病在阴者"，病"从阴引阳"，是"水谷之寒热，感则害人六腑"，又曰"饮食失节"，及劳役形质，阴火乘于坤土之中，致谷气、营气、清气、胃气、元气不得上升，滋于六腑之阳气，是五阳之气先绝于外。外者，天也，下流伏于坤土阴火之中。皆先由喜、怒、悲、忧、恐，为五贼所伤，而后胃气不行，劳役饮食不节继之，则元气乃伤。当从胃合三里穴中推而扬之，以伸元气，故曰"从阴引阳"。若元气愈不足，治在腹上诸腑之募穴。若传在五脏，为九窍不通，随各窍之病，治其各脏之募穴于腹。故曰："五脏不平，乃六腑元气闭塞之所生也。"①

【语译】

　　"阳病在阴"，当"从阴引阳"，这种情况是因饮食水谷寒温不适或不节，损伤以胃为核心的六腑，再加上过于劳累，损伤形体，导致上焦阴火乘克中焦脾土，使中焦的谷气、营气、清气、胃气、元气不得上升，不能外达滋养主外的六腑之阳气，这种病理结果就是主内的五脏阳气无从滋养而绝于外。外，类比于天，象征六腑，现在在外在上的六腑阳气不能升达，反而下陷于有形的阴分（坤土）、阴火之中。

　　此病大都先因过喜、过怒、过悲、过忧、过恐这"五贼"使胃气不能上行，又加上劳役、食伤，元气因此而伤。治疗当取胃经下合穴足三里，行针要"推而扬之"，使中焦元气得以升腾舒展，此即"从阴引阳"。如果元气更加不足，则取穴于胸腹上的募穴。如果病情传变于五脏，则五脏相应的九窍不通，治疗时各取其脏的募穴。因此，《素问·通评虚实论》指出，五脏的虚弱不和，是因为六腑的元气闭塞所致。

---

①语出《素问·通评虚实论》："五脏不平，六腑闭塞之所生也。"

又曰："五脏不和"，"九窍不通"，皆阳气不足，阴气有余，故曰"阳不胜其阴"。凡治腹之募，皆为元气不足，从阴引阳，勿误也。若错补四末之腧，错泻四末之余，错泻者，差尤甚矣。按岐伯所说，况取穴于天上，天上者，人之背上五脏六腑之腧，岂有生者乎？兴言及此，寒心彻骨！若六淫客邪及上热下寒，筋骨皮肉血脉之病，错取穴于胃之合，及诸腹之募者必危，亦岐伯之言"下工"，岂可不慎哉。

【语译】

《素问·通评虚实论》所讲的"五脏不和""九窍不通"，都是因为阳气不足，阴气有余，所以称之为"阳不胜其阴"。临床上取腹部的募穴治病，多因元气不足，所以要从阴（腹）引阳（阳气），不要误治。如果错误地取穴于四肢的穴位，或用补法，或用泻法，都是错误的，用泻法差错更甚。更何况取穴于上部天上（背部）五脏六腑的腧穴，如此错误的治疗，如何能治病愈人？写到此处，直觉寒心彻骨！如果是外感六淫或上热下寒、筋骨皮肉血脉之类在阳位的疾病，反而错取胃经下合穴，或腹部五脏六腑的募穴，则必然加重病情。这些医生都属于岐伯所讲的"下工"，所以一定要谨慎啊。

十二、三焦元气衰旺

《黄帝针经》云：上气不足，脑为之不满，耳为之苦鸣，头为之苦倾，目为之瞑。中气不足，溲便为之变，肠为之苦鸣。下气不足，则为痿厥心悗，补足外踝下留之。

【语译】

《灵枢·口问》指出，上焦阳气不足，则脑髓因此而不能充满，耳因此而苦于耳鸣，头因此而苦于无力抬起，眼睛因此而视物不清。中气不足，大小便因之不正常，肠道因此而苦于肠鸣。下焦元气不足，病变为痿证、厥证，心中烦闷，当取足部外踝下穴位，用补法而且要留针。

此三元真气衰惫，皆由脾胃先虚，而气不上行之所致也。加之以喜、怒、悲、忧、恐，危亡速矣。

【语译】

此处所论的三焦元气的虚衰不足，都是由于中焦脾胃亏虚在先，水谷所化精气不能上行吸收所致。加之以情绪上的喜、怒、悲、忧、恐，则元气的衰亡就会加速进行了。

一、大肠小肠五脏皆属于胃，胃虚则俱病论

　　《黄帝针经》云：手阳明大肠，手太阳小肠，皆属足阳明胃。小肠之穴，在巨虚下廉；大肠之穴，在巨虚上廉。此二穴，皆在足阳明胃三里穴下也。大肠主津，小肠主液。大肠、小肠受胃之荣气，乃能行津液于上焦，溉灌皮毛，充实腠理。若饮食不节，胃气不及，大肠、小肠无所禀受，故津液涸竭焉。《内经》云：耳鸣、耳聋，九窍不利，肠胃之所生也①。此胃弱不以滋养手太阳小肠、手阳明大肠，故有此证。然亦止从胃弱而得之，故圣人混言肠胃之所生也。

【语译】

　　《灵枢·本输》指出，手阳明大肠、手太阳小肠，都从属于足阳明胃经。小肠经的下合穴在下巨虚，大肠经的下合穴在上巨虚。这两个穴位，都分布在胃经下合穴足三里之下。大肠主津，小肠主液，大小肠接受胃所化的荣气，然后方能将津液上升输送至上焦，以灌溉皮毛，充实腠理。如果饮食

_____

①语出《素问·通评虚实论》，有出入。

不节，大肠、小肠无所禀受，则津液生化不足而干涸。

《素问·通评虚实论》说，耳鸣、耳聋、九窍不通，这些头部症状都是胃肠有病而产生的。因为胃气虚弱，不能滋养手太阳小肠、手阳明大肠，所以才产生此类病证。但根本还是从胃气虚弱而得病，因此圣人统称生之于肠胃。

或曰：子谓混言肠胃所生，亦有据乎？予应之曰：《玉机真脏论》云"脾不及，令人九窍不通"，谓脾为死阴，受胃之阳气，能上升水谷之气于肺，上充皮毛，散入四脏；今脾无所禀，不能行气于脏腑，故有此证，此则"脾虚九窍不通"之谓也。虽言脾虚，亦胃之不足所致耳。此不言脾，不言肠胃，而言五脏者又何也？予谓：此说与上二说无以异也，盖谓脾不受胃之禀命，致五脏所主九窍，不能上通天气，皆闭塞不利也，故以五脏言之。此三者，止是胃虚所致耳。然亦何止于此？胃虚则五脏、六腑、十二经、十五络、四肢，皆不得营运之气，而百病生焉，岂一端能尽之乎。

【语译】

有人问，先生说九窍之病统生于肠胃，这有根据吗？

我回应说：《素问·玉机真脏论》指出，"脾不及，令人九窍不通"，脾脏属土为至阴，接受胃中转化的阳气（水谷精气），将其向上输布传送至肺，才能使水谷精气向上、向外充于皮毛，向内散布于四脏。现今胃虚不能转化水谷精气，则脾无物可输，不能转输精气至五脏六腑，所以产生九窍不通之类的证候。

又有人接着问：这里虽然说的是脾虚，实际上也是胃虚所致。有时候不说脾，不说胃肠，只说五脏是为什么呢？

我回答说，这种说法和上面两种说法并无不同，因为胃虚不能生化水谷精气，脾虚无所转输，则五脏不得滋养，所以五脏所主的九窍不能得到胃所转化的阳气（水谷精气，天气）的滋养（上通天气），则九窍闭塞而不通利。所以这里是从五脏而论九窍不通的机制。以上三种说法，根本上都是因为胃虚。

胃虚不但使九窍不通，还可以使五脏、六腑、十二经、十五络、四肢都得不到水谷转化的营运之气的滋养，百病因此而生，哪里是一个方面的疾病所能穷尽的呢？

二、脾胃虚则九窍不通论

真气又名元气，乃先身生之精气也，非胃气不能滋之。胃气者，谷气也，荣气也，运气也，生气也，清气也，卫气也，阳气也。又天气、人气、地气，乃三焦之气。分而言之则异，其实一也，不当作异名异论而观之。

【语译】

真气又称为元气，是先天而生的精气，要依赖于后天胃气的滋养。胃气，就是水谷之气、荣气，是营运之气、生发之气、清阳之气、卫阳之气、阳气。又有所谓的天气、地气、人气，指的是上中下三焦之气。这些"气"，分开讲各不相同，但本质是一样的，不要因名称、内涵不同而分别看待。

饮食劳役所伤，自汗、小便数，阴火乘土位，清气不生，阳道不行，乃阴血伏火。况阳明胃土，右燥左热，故化燥火而津液不能停。且小便与汗，皆亡津液。津液至中宫变化为血也。脉者，血之府也，血亡则七神何依？百脉皆从此中变来也。人之百病，莫大于中风，有汗则风邪客之，无汗则阳气固密，腠理闭拒，诸邪不能伤也。

【语译】

因为饮食、劳倦内伤，自汗出，小便数，导致阴火上行，压制脾土，水谷精气不能生发，不能向上焦传输，则营阴被壅遏而生郁火。况且在五行中，阳明胃土左为火热，右为燥金，因此易于化为燥火，则津液耗竭。再加上小便和汗液过多也会损伤津液。在生理上，津液还至中焦，进入络脉就可以变化为血。脉者血之府，津液不足则无以化血，血虚则五脏所藏之神、魂、魄、意、志、智、精等七神无所依存。所以说人体百脉都从津液所化的血而来。

人体疾病中最严重的当属中风，汗出时腠理开泄，风邪因而侵犯；无汗时则卫阳顾护牢固紧密，腠理闭合，各种邪气就不能侵犯了。

或曰：经言阳不胜其阴，则五脏气争，九窍不通；又脾不及则令人九窍不通，名曰重强；又五脏不和，则九窍不通；又头痛耳鸣，九窍不通利，肠胃之所生也。请析而解之？

【语译】

有人问，《内经》说阳气弱不能引导阴气，则五脏之气就会相争而紊乱，九窍也会因而不通；又说脾虚会使九窍不通利，称为"重强"；又说五脏之间不和，则九窍不通；还说头痛、耳鸣之类九窍不通的疾病，大都是肠胃有病而产生的。这些不同的说法，请您分析讲解下。

答曰：夫脾者，阴土也，至阴之气，主静而不动；胃者，阳土也，主动而不息。阳气在于地下，乃能生化万物。故五运在上，六气在下。其脾长一尺，掩太仓，太仓者，胃之上口也。脾受胃禀，乃能熏蒸腐熟五谷者也。胃者，十二经之源，水谷之海也，平则万化安，病则万化危。五脏之气，上通九窍。五脏禀受气于六腑，六腑受气于胃。六腑者，在天为风、寒、暑、湿、燥、火，此无形之气也。胃气和平，荣气上升，始生温热。温热者，春夏也，行阳二十五度。六阳升散之极，下而生阴，阴降则下行为秋冬，行阴道，为寒凉也。胃既受病，不能滋养，故六腑之气已绝，致阳道不行，阴火上行。五脏之气，各受一腑之化，乃能滋养皮肤血脉筋骨，故言五脏之气已绝于外，是六腑生气先绝，五脏无所禀受，而气后绝矣。

【语译】

我回答说，脾属阴土，其气为至阴，特点是静而不动；胃属阳土，特点是动而不息。正常情况下，阳气要位于地下，才能生化万物，所以五运在上，六气在下。脾脏长度是一尺，掩盖胃的上口太仓。脾接受来自胃的水谷精气，胃主要功能是熏蒸腐熟五谷。胃是十二经血气的来源，容纳水谷之海，胃气正常则人体所有功能正常，胃气有病则全身功能失常。

五脏的精气，上通于九窍，而五脏的精气又来源于六腑，六腑精气又源自胃气。六腑，对应于天之风、寒、暑、湿、燥、火六气，此六气是无形的。胃气和平正常，则水谷所化的荣气能正常上升，就可以产生温热之气。温热之气，比同于四季的春夏二季，主要运行于阳经二十五周。六种无形的阳气向上升散到了极点，就会转而下行为阴，阴气下降可以类比为四季的秋冬二季，以寒凉为特点，运行于阴经二十五周。

如果胃气生病，则不能产生水谷精气而失去滋养六腑的功能，六腑之气一旦衰竭，则阳气不能向上升散（阳道不行），阴火反而上行而占据阳位。五脏各自接受相表里的六腑所转化的水谷精气，然后方能滋养所主的皮、肉、筋、脉、骨等组织。所以说，"五腑之气已绝于外"，指的是六腑之气先失去胃的滋养和供应，六腑就不能为五脏提供滋养，所以五脏之气随后而绝。

肺本收下，又主五气，气绝则下流，与脾土叠于下焦，故曰重强，胃气既病则下溜。经云"湿从下受之"，脾为至阴，本乎地也，有形之土，下填九窍之源，使不能上通于天，故曰"五脏不和，则九窍不通"。

胃者，行清气而上，即地之阳气也，积阳成天，曰"清阳出上窍"，曰"清阳实四肢"，曰"清阳发腠理"者也。脾胃既为阴火所乘，谷气闭塞而下流，即清气不升，九窍为之不利。胃之一腑病，则十二经元气皆不足也。气少则津液不行，津液不行则血亏，故筋骨皮肉血脉皆弱，是气血俱羸弱矣。劳役动作，饮食饥饱，可不慎乎？凡有此病者，虽不变易他疾，已损其天年，更加之针灸用药差误，欲不夭枉得乎？

【语译】

肺位上焦而主收敛、降下，又主全身之气，上焦胸肺摄纳阳气（水谷精气）的功能不足，则阳精（水谷精气）下流，又与脾虚所生之湿合并，下流于下焦，所以称之为"重强"，即《内经》所说"伤于湿者，下先受之"。脾为至阴，是因为脾属土类比于大地，现在有形之湿充塞于下焦，填塞了九窍精气的来源，不能向上、向外（天）散布精气，所以说"五脏不和，则九窍不通"。

胃的功能是转化水谷为精气（清气），如同大地的阳气要上升一样，水谷精气要向上焦布散，类比为"积阳成天"。这个过程在人体就是"清阳出上窍""清阳实四肢""清阳发腠理"。如果脾胃被阴火所压制，则水谷之气不得上行而下流，清气不升，九窍自然不得滋养而不通利。

胃腑一旦有病，则十二经脉的元气不足，元气不足则津液不能生成、流通，津液不足则血气不得生化而亏虚，所以筋骨、皮肉、血脉无以滋养而皆虚弱，最终气血、形体完全虚羸了。

所以说，劳役、运动、饮食、饥饱，这些易于损伤胃气的行为，能不去慎重吗？但凡有胃病的，即使不转变为其他疾病，也已经损伤了人体的根本，折伤年寿。何况又有因针灸、服药的差错，要想不减损年寿也是不可能的。

三、胃虚脏腑经络皆无所受气而俱病论

夫脾胃虚，则湿土之气溜于脐下，肾与膀胱受邪。膀胱主寒，肾为阴火，二者俱弱，润泽之气不行。大肠者，庚也，燥气也，主津；小肠者，丙也，热气也，主液。此皆属胃，胃虚则无所受气而亦虚，津液不濡，睡觉口燥咽干，而皮毛不泽也。

【语译】

脾胃虚弱，不能运化水湿，则湿气下流于脐下，侵犯下焦的肾和膀胱。在六气中膀胱为太阳主寒，肾为少阴主阴火，两者若因受脾湿而虚弱，则气化水湿、润泽上升的功能减退。

大肠，天干为庚，五行为金，主燥，主津液。小肠，天干为丙，五行为火主热，主液。这两者广义上都属胃，胃虚则大小肠不得接受水谷转化之气，则津液不能生成而濡养人体，睡觉就会觉得口燥咽干，皮毛不润而干枯。

甲胆，风也，温也，主生化周身之血气；丙小肠，热也，主长养周身之阳气。亦皆禀气于胃，则能浮散也，升发也。胃虚则胆及小肠温热、生长之气俱不足，伏留于有形血脉之中，为热病，为中风，其为病不可胜纪，青、赤、黄、白、黑五腑皆滞。三焦者，乃下焦元气生发之根蒂，为火乘之，是六腑之气俱衰也。

【语译】

胆，天干为甲，五行属木主风，类比于四季的春季，主生化全身的血气。小肠，天干为丙，五行属火主热，功能是长养全身的阳气。两者只有禀气于胃，才能将水谷精气向上升浮布散。胃气虚弱则胆与小肠的温热、生长功能不足，下伏、停留于有形的血脉之中，会发展为热病、中风等病，不可胜纪，青、赤、黄、白、黑五腑（胆、小肠、胃、大肠、膀胱）功能都会减退。三焦是下焦元气生发的根本，如果为火气所压制，则六腑生化气血津液的功能都会减弱。

腑者，府库之府，包含五脏及形质之物而藏焉。且六腑之气，外无所主，内有所受。感天之风气而生甲胆，感暑气而生丙小肠，感湿化而生戊胃，感燥气而生庚大肠，感寒气而生壬膀胱，感天一之气而生三焦，此实父气，无形也。风、寒、暑、湿、燥、火，乃温、热、寒、凉之别称也，行阳二十五度，右迁而升浮降沉之化也，其虚也，皆由脾胃之弱。

【语译】

腑，如同府库，可以包含五脏及有形的水谷精微物质并将其收藏。六腑所化生的水谷精微物质并不直接向外滋养皮毛肌肉筋骨，但在内却必须要接受胃气所传化的水谷精微。

六腑之气与天之六气相应，感受天之风气而生甲胆，感暑气而生丙小肠，感湿气而化生戊胃，感燥气而生庚大肠，感寒气而生壬膀胱，感受统一的天一之气而生三焦，"天一之气"，本质上是无形的，如同生化万物的原始的"父气"。

风、寒、暑、湿、燥、火六气，其实可与四气之寒、热、温、凉在四季的分布相对应。此六气为阳主外，于白天行于阳分（外、阳经）二十五次，如同天右旋一样，向右（顺时针）升降浮沉循环运行。人体在外的阳气如六腑、六气的虚弱，大都是因为胃气先虚所致。

以五脏论之，心火亢甚，乘其脾土曰热中，脉洪大而烦闷。《难经》云：脾病，当脐有动气，按之牢若痛。动气，筑筑然坚牢，如有积而硬，若似痛也，甚则亦大痛，有是则脾虚病也，无则非也。更有一辨，食入则困倦，精神昏冒而欲睡者，脾亏弱也。且心火大盛，左迁入于肝木之分，风湿相搏，一身尽痛，其脉洪大而弦，时缓，或为眩运战摇，或为麻木不仁，此皆风也。

【语译】

从五脏五行来看，心火过于旺盛，则压制脾土阳气的升发，称之为"热中"，脉象洪大而烦闷。《难经》说"脾病，当脐有动气，按之牢若痛"，动气即脐下坚硬牢固如同积块，似有疼痛，严重的话则大痛。有这个症状则可判断为脾虚，没有就不是。还有一种辨别方法，如果进食后就觉得困倦，精神昏沉欲睡，这也是脾虚表现。

五脏运行，如同大地一样左旋。如果心火亢盛，向左运行就会使炎热进入肝木，肝木之风与脾土之湿、心火之热相互搏结，则全身疼痛，脉象则为心火之洪大、肝风之弦，有时就是为脾土之缓。或者表现为眩晕、震颤，或为麻木、感觉减退，这些都是肝风为病的特点。

脾病，体重节痛，为痛痹，为寒痹，为诸湿痹，为痿软失力，为大脓大痛。若以辛热助邪，则为热病，为中风，其变不可胜纪。

木旺运行，北越左迁，入地助其肾水，水得子助，入脾为痰涎，自入为唾，入肝为泪，入肺为涕，乘肝木而反克脾土明矣。

【语译】

脾病，则身体沉重，关节疼痛，为痛痹，为寒痹，为各种湿痹，为肌肉痿软无力，为严重的痈疽。如果用大辛大热的药物治疗，就会资助心火，则为热病，为中风，变化不可胜纪。

若风木旺盛，则如同大地左旋一样向左运行，下入肾水，肾水得其子肝木的资助则水气旺盛而泛滥，表现为五液，如入脾为痰涎，入本脏肾为唾液，入肝为泪，入肺为涕。在脾胃虚弱时，肾水泛滥，乘克肝木、反克脾土，在这里是很明显的。

当先于阴分补其阳气升腾，行其阳道而走空窍，次加寒水之药降其阴火，黄柏、黄连之类是也。先补其阳，后泻其阴，脾胃俱旺而复于中焦之本位，则阴阳气平矣。

【语译】

治疗上应当从有形的阴分或下焦阴分扶助阳气使其向上升腾，运行于上焦阳位而滋养腠理、九窍。其次再加用寒凉助肾寒的药物以降心火之亢盛，比如黄连、黄柏等药。先补阳气，后泻阴火，则脾胃恢复中气上升的本来功能，阴阳升降也就正常了。

"火曰炎上，水曰润下"，今言肾主五液，上至头，出于空窍，俱作泣、涕、汗①、涎、唾者何也? 曰：病痫者，涎沫出于口，冷汗出于身，清涕出于鼻，皆阳跷、阴跷、督、冲四脉之邪上行，肾水不任煎熬，沸腾上行为之也。此奇邪为病，不系五行、阴阳、十二经所拘，当从督、冲、二跷、四穴中奇邪之法治之。

【语译】

"火曰炎上，水曰润下"，上面说肾主五液，肾水泛滥

---

①汗：据上文五液内容，"汗"疑作"泪"。

上行于头，出于五官诸窍，而为泣、涕、汗、涎、唾五液。既然水性下行，为什么五液上行于头？

回答说：癫痫发作时，口吐白沫、痰涎，身出冷汗，鼻流清涕，这些症状的产生是因为阳跷脉、阴跷脉、督脉、冲脉这四脉中的邪气上行，肾水不能承受煎熬，沸腾而上行。这是奇经为病，不属于五行、阴阳、十二经所主，应当从督脉、冲脉、阴跷脉、阳跷脉这四经穴位中寻找方法治疗。

五脏"外有所主，内无所受"，谓无所受盛，而外主皮毛血脉肌肉筋骨及各空窍也。若胃气一虚，无所禀受，则四脏经络皆病。况脾全藉胃土平和，则有所受而生荣，周身四脏皆旺，十二神守职，皮毛密实，外邪不能侮也。

【语译】

五脏"外有所主，内无所受"，指的是五脏不像六腑一样能盛纳水谷，但是却要主持滋养相应的皮毛、血脉、肌肉、筋骨，以及头面诸窍。如果胃气一旦亏虚，则脾无所禀受，不能转输水谷精气，其余四脏及十二经脉都会空虚而生病。况且脾全靠胃土平和，方能有所禀受而荣养人体，全身及其余四脏充盈而旺盛，十二脏腑之功能正常，皮毛腠理紧密，外邪也就不能侵犯了。

四、胃虚元气不足诸病所生论

夫饮食劳役皆自汗，乃足阳明化燥火，津液不能停，故汗出小便数也。邪之大者，莫若中风。风者，百病之长，善行而数变。虽然，无虚邪则风雨寒不能独伤人，必先中虚邪，然后贼邪得入矣。至于痿、厥逆，皆由汗出而得之也。且冬阳气伏藏于水土之下，如非常泄精，阳气已竭，则春令从何而得，万化俱失所矣。在人则饮食劳役，汗下时出，诸病遂生。

予所以谆谆如此者，盖亦欲人知所慎也。

【语译】

饮食、劳作易于出汗，这是因为足阳明为金，易于化燥化火，燥火内盛，津液不能停留，所以汗出而小便数。另外，六淫邪气中，伤人最多最重者，当属风邪。风为百病之长，善行而数变，只有在汗出表虚时，风雨寒诸邪方能入中，不虚则贼邪不能中人。至于像痿证、厥逆等病，也都因汗出时腠理开张伤于邪气而得病。况且到了冬天，阳气要潜伏收藏于水土之下。如果阳气不藏，反而向外发散，则会损耗阳气。春季时无阳气可以升发，则万物的生化就不能正常进行了。类比于人体，饮食、劳役损伤脾胃，阳明燥火盛则令人汗出、小便数，阳气不能收藏，亦不能升发，则各种疾病因此而生。

我之所以反复说这类观点，只是为了让人明白饮食、劳作要有所慎重啊。

五、忽肥忽瘦论

《黄帝针经》云：寒热少气，血上下行。夫气虚不能①寒，血虚不能热，血气俱虚，不能寒热。而胃虚不能上行，则肺气无所养，故少气；卫气既虚，不能寒也。下行乘肾肝助火为毒，则阴分气衰血亏，故寒热少气。血上下行者，足阳明胃之脉衰，则冲脉并阳明之脉，上行于阳分，逆行七十二度，脉之火大旺，逆阳明脉中，血上行，其血冲满于上；若火时退伏于下，则血下行，故言血上下行，俗谓之忽肥忽瘦者是也。经曰：热伤气。又曰：壮火食气。故脾胃虚而火胜，则必少气，不能卫护皮毛，通贯上焦之气而短少也。阴分血亏，阳分气削，阴阳之分，周身血气俱少，不能寒热，故言寒热也。《灵枢经》云：上焦开发，宣五谷味，熏肤充身泽毛，若雾露之溉，此则胃气平而上行也。

【语译】

《灵枢·寿夭刚柔》篇说："寒热少气，血上下行。""寒热少气"的意思是，气虚不能耐受寒冷，血虚则不能耐受火热，气血俱虚，则寒热都不能耐受。

---

① 能：通"耐"。

这是因为胃气虚弱则水谷精气不能上行，肺失所养，故而少气；水谷不能化为卫气则卫气虚，卫气虚则不能充养皮毛故不能耐受寒冷。胃气不能上行则下乘于肝肾，助下焦阴火，则内热旺盛，内热旺则伤阴分气血，所以会出现不耐寒热而且少气亏乏。

"血上下行"，指的是足阳明胃脉本为下行之脉，在其衰少时，则冲脉中阴火携胃脉上行，逆行于阳分七十二周次，因此足阳明胃脉反而血气充盈而上行。如阴火一旦退伏于下焦，则血气又要下行。所以这里讲"血上下行"，和俗称的"忽肥忽瘦"意义相同。

《素问·阴阳应象大论》说"热伤气"，又说"壮火食气"，因此脾胃虚弱则火盛，火盛则气必伤，阳气则不能卫护皮毛，不能上行于心肺，所以称"少气"。阴分的血受火而虚，阳分的气受火亦虚，阴分、阳分全身的血气都不足，不能耐受寒热，所以称"寒热"。

《灵枢·决气》篇说，上焦开通发散，以布散五谷精气，充养周身，温暖肌肤，润泽皮毛，这个过程如同天上的雾露灌溉、滋养万物一样。这里描述的就是胃气平和正常时水谷精气上行输布的过程啊。

六、天地阴阳生杀之理在升降浮沉之间论

《阴阳应象论》云：天以阳生阴长，地以阳杀阴藏。然岁以春为首，正，正也；寅，引也。少阳之气始于泉下，引阴升而在天地人之上，即天之分，百谷草木皆甲坼①于此时也。至立夏少阴之火炽于太虚，则草木盛茂，垂枝布叶。乃阳之用，阴之体，此所谓天以阳生阴长。经言"岁半以前，天气主之"，在乎升浮也。

至秋而太阴之运，初自天而下逐，阴降而彻地，则金振燥令，风厉霜飞，品物咸殒，其枝独存，若乎毫毛。至冬则少阴之气复伏于泉下，水冰地坼，万类周密。阴之用，阳之体也，此所谓"地以阳杀阴藏"。经言"岁半以后，地气主之"，在乎降沉也。至于春气温和，夏气暑热，秋气清凉，冬气冷冽，此则正气之序也。故曰：履端于始，序则不愆。升已而降，降已而升，如环无端，运化万物，其实一气也。

设或阴阳错综，胜复之变，自此而起。万物之中，人一也，呼吸升降，效象天地，准绳阴阳。

---

①甲坼（chè）：草木发芽时种子外皮裂开。

《素问·阴阳应象大论》说："天以阳生阴长，地以阳杀阴藏。"一年以春季为首，正月建寅，即正月在十二地支的时空分布中为"寅"位。"正月"之"正"，有平正、校正之义，寅即牵引舒展。春季为少阳，始于地泉之下，引阳气从阴分上升于地，直达于天，此时百谷、草木都要裂甲、破土而出。

到了立夏时，少阴君火炽盛于天空，则草木盛茂，枝垂叶布。春夏阳气从阴而上升，此时阳气为用，阴分为体，即所谓"天以阳生阴长"之义。《素问·六元正纪大论》说"岁半以前，阳气主之"，指的也是春夏以阳气升浮为主的意思。

到了秋季，太阴肺金主令，天气开始逐渐下降，阴气沉降入大地之中，此时金令旺而燥气盛，风厉霜飞，万物陨落，树木只有枝干留存，树叶如同毫毛为风霜打落。

到了冬季，少阴肾气主令而气机偏于沉伏于下焦水分（泉下），自然界水冻为冰，大地冻裂，万物固护周密。秋冬季节的特点是以大地的阴寒为主，但却以天之阳气为根本。《内经》说的"岁半以后，地气主之"，指的就是天地之气的变化，在秋冬两季以沉降为主。

春气温和，夏气炎热，秋气清凉，冬气冷冽，这是正常的四季气机运转的顺序。因此《左传》说：年历的推算以冬至作为开始，四季的次序就不会错乱。天地之气升而后降，降而复升，运化万物，如此循环没有始终，其本质上只是一个气在运动而已。

再加上每一年的干支不同，主气客气阴阳多少不同，相互加临，六气强者胜而弱者复的变化，因此而起。人为万物之一，其呼吸升降，也要效法天地，并以阴阳的消息变化为准绳。

盖胃为水谷之海，饮食入胃，而精气先输脾归肺，上行春夏之令，以滋养周身，乃"清气为天"者也；升已而下输膀胱，行秋冬之令，为传化糟粕，转味而出，乃"浊阴为地"者也。

若夫顺四时之气，起居有时，以避寒暑，饮食有节，及不暴喜怒，以颐神志，常欲四时均平，而无偏胜则安。不然，损伤脾胃，真气下溜，或下泄而久不能升，是有秋冬而无春夏，乃生长之用陷于殒杀之气，而百病皆起；或久升而不降亦病焉。于此求之，则知履端之义矣。

【语译】

对人体而言，胃为水谷之海，饮食入胃后，产生的精气先要通过脾输布于肺，滋养全身，此过程效法春夏阳气的升浮，即《内经》所论"清气上升为天"的意思。上升之后，又要下输于膀胱，转化糟粕，排出体外，此过程效法秋冬气机的沉降，即《内经》所论"浊阴下降为地"的意思。

如果能够顺应四时之气的变化，起居有一定的规律，以避寒暑二气；饮食能有所节制，情绪上不暴喜暴怒，以颐养精神，常常令人体的"四时"保持平衡，不偏不胜，则必然健康无病。

否则损伤脾胃，水谷精气不能上输反而下溜，则长期下利腹泻而清气不能上升，就如同天地只有秋冬而无春夏，所以向上的生长之气陷于下降的殒杀之气中，百病因此而起。反过来，如果人体气机长期上升而不下降，也会致病。在脾胃气机的升降中，仔细推求，就会明白古人所说的"履端于始，序则不愆"的深刻意涵了。

七、阴阳寿夭论

《五常政大论》云：阴精所奉其人寿，阳精所降其人夭。夫阴精所奉者，上奉于阳，谓春夏生长之气也；阳精所降者，下降于阴，谓秋冬收藏之气也。且如地之伏阴，其精遇春而变动，升腾于上，即曰"生发"之气；升极而浮，即曰"蕃秀"之气，此六气右迁于天，乃天之清阳也。阳主生，故寿。天之元阳，其精遇秋而退，降坠于下，乃为收敛殒杀之气；降极而沉，是为闭藏之气，此五运左迁入地，乃地之浊阴也。阴主杀，故夭。"根于外者，名曰气立，气止则化绝。根于内者，名曰神机，神去则机息"①，皆不升而降也。

地气者，人之脾胃也，脾主五脏之气，肾主五脏之精，皆上奉于天。二者俱主生化，以奉升浮，是知春生夏长，皆从胃中出也。故动止饮食，各得其所，必清必净，不令损胃之元气，下乘肾肝，及行秋冬殒杀之令，则亦合于天数耳。

【语译】

《素问·五常政大论》说："阴精所奉其人寿，阳精所降其人夭。"阴精所奉，指的是水谷精气向上输送、滋养于阳分，

---

① 语出《素问·阴阳寿夭论》。

可以类比为四时的春夏升浮之气。阳精所降，指的是水谷精气向下沉降于阴分，如同四时的秋冬收藏之气。

又比如大地之中伏藏的阴气，其精气遇到春天就会产生变化而运动，向上升腾，可以被称之为"生发"之气。上升到了极点就会外浮，就是《素问·四气调神大论》所谓的"蕃秀"之气。这六气向右运行，如同天气右旋，乃是天所统帅的清阳之气。阳气主生，这种情况就可以称为"阴精所奉其人寿"。

上天的元阳之气，其精气遇到秋天就不再继续向上运行，反而向下降坠，也就是收敛殒杀之气。下降到了极点就是下沉的状态，即"闭藏"之气。这是五运之气向左向下运行，就形成了大地的浊阴。阴主杀，这种情况就是"阳精所降其人夭"。

《素问·阴阳寿夭论》说，人体内部气机运动因外界四时而变化的，就叫"气立"，因而停止人体的气化就会绝止（化绝）；而人体内部气机自身的运动，就叫"神机"，神机停止气机就会息灭（机息）。"化绝"和"机息"，都是因为不升只降的缘故。

大地之气，可以类比为人的脾胃。脾主五脏之气，肾主五脏之精，这两者都主人体的生化，生理状态下要升浮、上奉于上焦阳分（天），由此可知人体的"春生夏长"，都是从胃中而出。因此人体的活动、饮食要适宜，不能过度，不能因此而损伤胃中元气，致使湿土下乘肾肝，或气机下沉如同秋冬之殒杀。如果能善养脾胃，就能合乎自然的规律，而能长寿。

【按语】

天地之间有春夏秋冬四时的变化，自然界的气机也随之升、浮、降、沉，用此现象类比于人体，就是脾胃中的水谷精气的升浮与降沉。如果脾胃受损，不能升浮而滋养人体，反而只有沉降，那么必然损伤生机。这就是人体阴阳升降对寿命的影响，因此此论为"阴阳寿夭论"。

八、五脏之气交变论

《五脏别论》云：五气入鼻，藏于心肺。《难经》云：肺主鼻，鼻和则知香臭。洁古云：视听明而清凉，香臭辨而温暖。此内受天之气，而外利于九窍也。

夫三焦之窍开于喉，出于鼻。鼻乃肺之窍，此体也；其闻香臭者，用也。心主五臭，舍于鼻。盖九窍之用，皆禀长生为近。心，长生于酉，酉者肺，故知臭为心之所用，而闻香臭也。耳者，上通天气，肾之窍也，乃肾之体，而为肺之用，盖肺长生于子，子乃肾之舍而肺居其中，而能听音声也。

一说，声者天之阳，音者天之阴。在地为五律，在人为喉之窍，在口乃三焦之用。肺与心合而为言出于口也，此口心之窍开于舌为体，三焦于肺为用，又不可不知也。

【语译】

《素问·五脏别论》说，五气呼吸进入鼻中，藏于上焦心肺之间。《难经》说，肺主鼻，肺气和则鼻能知香臭。先师洁古先生说，气机清凉而视听明晰，气机温暖而能辨香臭。这是人体内部的上焦禀受天气（阳气，喻水谷清阳），九窍方得通利滋养的缘故啊。

三焦之气上通于喉，出于鼻，鼻为肺之窍，这是"体"，鼻能辨香臭，这是"用"。心能主五臭，其功能器官则为鼻。

大体而言，九窍的功用，要靠长生之气为关键。心长生于酉位，西位为肺所处，所以臭觉为心的功用（心主五臭）。耳为肾之开窍，上通于天气，其体为肾，其用为肺，因为肺长生于子位，子位为肾所处，故听觉乃肾为体而肺为功用。

另一种说法，声为天之阳，音为天之阴。在地则为五律，在人则为喉，在口则为三焦的功用。肺与心共同作用而发出声音，心开窍于舌，肺为三焦之用，这个道理也是要知道的。

肝之窍通于目，离为火，能耀光而见物，故分别五色也，肝为之舍。

肾主五精，鼻藏气于心肺，故曰主百脉而行阳道。经云：脱气者目盲，脱精者耳聋，心肺有病，而鼻为之不利。①此明耳、目、口、鼻为清气所奉于天，而心劳胃损则受邪也。

【语译】

肝开窍于目，目在八卦为离为火，能光耀而洞见万物，因此能分辨五色。肝是其根本。

肾主五脏之精，鼻藏气于心肺之间，因此心肺能主百脉而行于阳道（上焦）。《内经》说，脱气者目盲，脱精者耳聋，心肺有病则鼻息不利。这也说明了耳目口鼻等九窍是受清阳之气上奉而滋养的，如果心劳胃损则清阳不升，九窍就会生病的。

----

①语出《素问·五藏别论》。

九、阴阳升降论

《易》曰：两仪生四象。乃天地气交，八卦是也。在人则清浊之气皆从脾胃出，荣气荣养周身，乃水谷之气味化之也。

【语译】

《周易》说："阴阳两仪生太阳、少阳、太阴、少阴四象。"指的是天地之气互交，产生四象、八卦的意思。在人体，则类比为脾胃从水谷中产生清、浊二气，用以荣养全身。

"清阳为天"（积阳成天，"地气上为云，天气下为雨"。水谷之精气也，气海也，七神也，元气也，父也）。清中清者，清肺以助天真，"清阳出上窍"（耳、目、鼻、口之七窍是也）。清中浊者，荣华腠理，"清阳发腠理"（毛窍也），"清阳实四肢"（真气充实四肢）。

【语译】

"清阳为天"，指的是阳气向上聚积而成天。《素问·阴阳应象大论》说，地气向上蒸腾而为天上的云，天气下降而成为地面上的雨。天，可指为水谷之精气、气海、七神（精、神、魂、魄、意、志）、元气，又可称为乾气、父气。

清阳中更清纯的一部分阳气，清润上焦肺金，在肺的作用下，用来荣养元真之气，即《内经》所云"清阳出上窍"，清阳上出于头面滋养七窍之意。清阳中相对厚浊的一部分，可以滋养、润泽腠理毛窍，即《内经》所云"清阳发腠理"，而"清阳实四肢"指的则是水谷精气充实、滋养四肢肌肉之意。

　　"浊阴为地"（积阴成地。"云出天气，雨出地气"。五谷五味之精，是五味之化也，血荣也，维持神明也，血之将会也，母也）。浊中清者，荣养于神（降至中脘而为血，故曰心主血，心藏神）。"浊阴出下窍"（前阴膀胱之窍也），浊中浊者，坚强骨髓。"浊阴走五脏"（散于五脏之血也，养血脉，润皮肤、肌肉、筋者是也，血生肉者此也），"浊阴归六腑"（谓"毛脉合精，经气归于腑"[1]者是也）。

【语译】

　　"浊阴为地"，即浊阴物质聚积为大地。《素问·阴阳应象大论》说，云上行于天，雨下降于地。五谷五味的精华部分，是由五味化生的，还有营血，用以滋养维持心之神明，心又为血之聚会之所。所以又可以称之为坤气、母气。

　　浊阴中相对清纯的物质，可以滋养上焦心神，如果下降到中脘部位，就形成了血，因此说"心主血""心藏神"。《内经》说的"浊阴出下窍"，指的是浊阴中部分代谢物质从前阴小

────────────

①语出《素问·经脉别论》，原文为"脉气流经，经气归于肺""毛脉合精，行气于腑"。

便排出的意思。浊阴中浓厚的营养成分则用以补益、增强骨髓和脑髓。"浊阴走五脏"指的是散走于五脏中的营血，可以养血脉、润皮肤，滋养肌肉、筋骨，也就是《内经》所说"血生肉"的意思。"浊阴归六腑"，与《素问·经脉别论》中"脉气流经，经气归于肺"，"毛脉合精，行气于腑"意思一致。

天气清静光明者也，藏德不止，故不下也。天明则日月不明，邪害空窍，阳气者闭塞，地气者冒明。云雾不精，则上应白露不下；交通不表，万物命故不施，不施则名木多死。恶气不发，风雨不节，白露不下，则菀槁不荣；贼风数至，暴雨数起，天地四时不相保，与道相失，则未央绝灭。唯圣人从之，故身无苛病，万物不失，生气不竭。[①]

【语译】

《内经素问·四气调神大论》说：上天阳气的特点是清净光明，永不止息的藏纳阳气，所以就不会沉降。天气蒙昧则日月不明，阴浊之邪侵害天地，则阳气被闭塞，大地之浊阴反而向上侵犯天上的阳气。

天上的云雾不够精纯，则上天不能下降甘露以滋养万物；天地的阴阳二气不能正常升降，自然界的万物就不能正常生长，可以见到大的树木因此而死亡。大地下郁伏的恶气因此

---

①此段语出《素问·阴阳应象大论》。

不能发越，风雨不能因时而至，上天不降下甘露，万物因此郁结、枯槁。非时之风不当至而数至，暴雨频发，天地、四时的节律错乱，不能与常道相符，则离绝灭也就不远了。

只有圣人能顺应保持天地四时的正常节律，因此身体不会生病。若万物也能保持不失，生机就不会断绝。

此说人之不避大寒伤形，大热伤气，四时节候更改之异气，及饮食失节，妄作劳役，心生好恶，皆令元气不行，气化为火，乃失生夭折之由耳。

【语译】

上面《内经》的一段文字表明，人如果不能避开大寒、大热之伤人形气，不能避开四时不正之气，或又饮食失节，过度劳累，心中产生不良情绪，这些都可以导致人体元气不能正常运化，反而化为阴火。这就是失去健康、导致生死的来由啊。

十、调理脾胃治验

治法用药若不明升降浮沉差互反损论

予病脾胃久衰，视听半失，此阴盛乘阳，加之气短，精神不足，此由弦脉令虚，多言之过，皆阳气衰弱，不得舒伸，伏匿于阴中耳。癸卯岁六七月间，淫雨阴寒，逾月不止，时人多病泄利，"湿多成五泄"故也。

【语译】

我长期脾胃虚衰，导致视力、听力减退，这是因为阴气过盛、上乘于阳分。加之肝郁脉弦克伐脾土，言语过多耗气，致使气短、精神不足。这都是因为阳气衰弱，不能舒展，被压制于阴分之中的缘故。癸卯岁（1243 年）六七月间，天气阴冷，淫雨连绵，逾月不止，当时人们多病泄利，这就是"湿多成五泄"的原因吧。

一日，予体重、肢节疼痛，大便泄并下者三，而小便闭塞。思其治法，按《内经·标本论》：大小便不利，无问标本，先利大小便。又云：在下者，引而竭之，亦是先利小便也。又云：诸泄利，小便不利，先分别之。又云：治湿不利小便，非其治也。皆当利其小便，必用淡味渗泄之剂以利之，是其法也。噫！

圣人之法，虽布在方册，其不尽者，可以求责耳。今客邪寒湿之淫，从外而入里，以暴加之，若从以上法度，用淡渗之剂以除之，病虽即已，是降之又降，是复益其阴，而重竭其阳气矣，是阳气愈削，而精神愈短矣，是阴重强而阳重衰矣，反助其邪之谓也。故必用升阳风药即瘥，以：

【语译】

一天，我出现身体沉重，肢节疼痛，大便接连泄下三次，严重到小便也解不下来。考虑此病的治法，如果按《素问·标本病传论》"大小便不利，无问标本，先利大小便"的说法，当先通利小便，又根据《素问·阴阳应象大论》"其在下者，引而竭之"，也应当利小便。先贤常说："诸泄利，小便不利，先分别之"，又说"治湿不利小便，非其治也"。都认为应当通利小便为治法，要用淡渗利湿的药物来通利。

唉，圣贤治病的法度，都有明确的著述，用之不尽，可以考究。现今寒湿侵犯，从外而入，突然发病，如果遵从以上先贤的法度，用淡渗利湿的药物治疗本病，虽然湿邪能解除，但淡渗下行之法，降之又降，如此则增加阴气，削弱阳气，精神更差了。这种治法，会导致阴气更盛，阳气更衰，正气弱而邪气盛。

因此，必当用升阳的风类药物，阳气得以伸展，则寒湿得去。用药如下：

羌活　独活　柴胡　升麻（各一钱）　防风（根，截半钱）

炙甘草（根，截半钱）

同㕮咀，水四中盏，煎至一盏，去渣，稍热服。

大法云：湿寒之胜，助风以平之。又曰：下者举之，得阳气升腾而去矣。又法云：客者除之，是因曲而为之直也。夫圣人之法，可以类推，举一而知百病者，若不达升降浮沉之理，而一概施治，其愈者幸也。

【语译】

方用羌活、独活、防风、升麻、柴胡，一派风药，辛散条达，升阳散寒，通经逐湿。

《内经》的大法说：湿寒过盛，要通过助"风"的方法来平定；又说"下者举之"，阳气升腾则湿邪自去；又说"客者除之"，是要把伏而不起的阳气恢复正常的升浮。圣人的法则，可以类推，举一而知百病的治法。若不通达升降浮沉的道理，固执于一法，要把病治愈只能靠运气了。

戊申六月初，枢判白文举年六十二，素有脾胃虚损病，目疾时作，身面目睛俱黄，小便或黄或白，大便不调，饮食减少，气短上气，怠惰嗜卧，四肢不收。至六月中，目疾复作，医以泻肝散①下数行，而前疾增剧。予谓大黄、牵牛，虽除湿热，

---

①泻肝散：当指宋代杨士瀛《仁斋直指方》泻肝散，主治肝经有热，眼目红肿疼痛，组成有大黄、栀子仁、荆芥、甘草等药。

而不能走经络，下咽不入肝经，先入胃中。大黄苦寒，重虚其胃；牵牛其味至辛，能泻气，重虚肺本，嗽大作，盖标实不去，本虚愈甚。加之适当暑雨之际，素有黄证之人，所以增剧也。此当于脾胃肺之本脏，泻外经中之湿热，制清神益气汤主之而愈。

清神益气汤

茯苓　升麻（以上各二分）　泽泻　苍术　防风（以上各三分）　生姜（五分）

此药能走经，除湿热而不守，故不泻本脏，补肺与脾胃本中气之虚弱。

青皮（一分）　橘皮　生甘草　白芍药

此药皆能守本而不走经。不走经者，不滋经络中邪；守者，能补脏之元气。

黄柏（一分）　麦门冬　人参（以上各二分）　五味子（三分）

此药去时令浮热湿蒸。

上件如麻豆大。都作一服，水二盏，煎至一盏，去渣，稍热，空心服。

火炽之极，金伏之际①，而寒水绝体于此时也。故急救之以生脉散，除其湿热，以恶其太甚。肺欲收，心苦缓，皆酸以收之。心火盛则甘以泻之，故人参之甘，佐以五味子之酸。孙思邈云：夏月常服五味子，以补五脏气是也。麦门冬之微苦寒，能滋水之源于金之位，而清肃肺气，又能除火刑金之嗽，而敛其痰邪。复微加黄柏之苦寒，以为守位，滋水之流，以镇坠其浮气，而除两足之痿弱也。

【语译】

戊申年六月初，枢判白文举，六十二岁，平素脾胃虚损，经常犯眼病，全身面目发黄，小便时黄时清，大便干稀不调，饮食减少，气短而喘，怠惰嗜卧，四肢无力，难以收持。到了六月中旬，眼病复发，医生用泻肝散治疗，下泻数次后，前面的症状反而加重。

我认为像大黄、牵牛子这类药物，虽然能除湿热，但不能走经络，下咽之后，药物没有进入肝经，先要入胃。大黄苦寒，使脾胃更虚，牵牛子味辛走散，能泻正气，使肺气更虚，咳嗽大作。这样的话邪气不能被驱逐，正气反而更虚弱。再加上暑湿多雨之际，平时有黄疸的人，就会因这样的气候而加重。

治疗当补益脾胃肺，泻经络中的湿热，制清神益气汤，

---

①金伏之际：农历三伏为一年中最热的时节，夏至后第三个庚（金）日为头伏，第四个庚（金）日为中伏，立秋后第一个庚（金）日为末伏。庚属金主沉，暑热遇金则沉，故称三伏为"金伏之际"。

病人服药即愈。

【方解】

清神益气汤方中用防
风、升麻、苍术、生姜、
茯苓、泽泻，此类药物能
走经络，除湿热而不守，
不伤肺、脾、胃本脏的正
气，能补益其中气的亏虚。

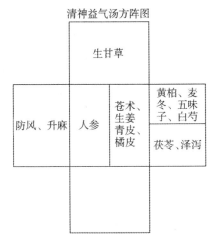

清神益气汤方阵图

			黄柏、麦冬、五味子、白芍
生甘草			
防风、升麻	人参	苍术、生姜、青皮、橘皮	茯苓、泽泻

青皮、橘皮、白芍、生甘草，此四药能守脏腑而不走经络，
不走经就不会增加经络中的邪气，"守"就能补脏中的元气。

方中黄柏、麦冬、人参、五味子四药，可以去暑湿季节
的浮热和湿蒸。夏季火热亢盛至极，火热刑金，肺金受刑而
不能生水，故肾水之本源衰竭。故急以生脉散（人参、麦冬、
五味子）清肺金而祛湿热、生肾水。《素问·脏气法时论》云"肺
欲收""心苦缓"，指出要用酸药收敛，心火盛则用人参之
甘以泻火，佐以五味子之酸。孙思邈说，夏天要常服用五味
子，可以补益五脏之气。麦冬性苦微寒，能滋肺金而生肾水，
其凉性又能清肃肺气，可以治疗火热刑金之咳嗽，敛降痰热。
再稍加苦寒的黄柏，用来清湿热而生肾水，以守下焦肾水，
镇坠肾中浮热，从而消除两足失养的痿弱证。

范天骉之内，素有脾胃之证，时显烦躁，胸中不利，大便不通。初冬出外而晚归，为寒气怫郁，闷乱大作，火不得升故也。医疑有热，治以疏风丸[①]，大便行而病不减。又疑药力小，复加七八十丸，下两行，前证仍不减，复添吐逆，食不能停，痰唾稠黏，涌出不止，眼黑头旋，恶心烦闷，气短促上喘无力，不欲言，心神颠倒，兀兀不止，目不敢开，如在风云中。头苦痛如裂，身重如山，四肢厥冷，不得安卧。余谓前证乃胃气已损，复下两次，则重虚其胃，而痰厥头痛作矣。制半夏白术天麻汤主之而愈。

半夏白术天麻汤

黄柏（二分）　干姜（三分）　天麻　苍术　白茯苓　黄芪　泽泻　人参（以上各五分）　白术　炒曲（以上各一钱）　半夏（汤洗七次）　大麦芽面　橘皮（以上各一钱五分）

上件㕮咀。每服半两，水二盏，煎至一盏，去渣，带热服，食前。

此头痛苦甚，谓之足太阴痰厥头痛，非半夏不能疗。眼黑头旋，风虚内作，非天麻不能除。其苗为定风草，独不为风所动也。黄芪甘温，泻火补元气；人参甘温，泻火补中益气；二术俱苦甘温，除湿补中益气；泽、苓利小便导湿；橘皮苦温，益气调中升阳；曲消食，荡胃中滞气；大麦面宽中助胃气；

---

①疏风丸：当指宋《圣济总录》疏风散，由牵牛子、大黄、槟榔、陈皮组成，理气通便，治三焦气约，大小便不通。

干姜辛热，以涤中寒；黄柏苦大寒，酒洗以主冬天少火在泉发躁也。

【语译】

范天骐的妻子，平素脾胃不好，时有烦躁，胸中不畅，大便不通。初冬时外出，天很晚了才赶回来，因而被寒气所侵，阳气被郁，心中闷乱再次急剧发作，这是因为火气被郁不能升浮所致。医生以为有实热，用疏风丸治疗。用药后大便得通，但病情不减。医生又怀疑药量不足，又加量七八十丸，连泻两次，病仍不减，反又增加了呕吐的症状，食入则泻，大量咯吐黏稠痰而不能止，眼黑目眩，恶心烦闷，气短气促，喘而无力，不想说话，神志颠倒，昏昏沉沉，眼不敢睁开，如在云里雾中。头痛如裂，身重如山，四肢冰冷，不能安卧。

我认为病人本来脾胃就虚弱受损，又两次用泻下药物，胃气再次受伤，生痰生湿，则发为痰厥头痛。制半夏白术天麻汤，病人服药而愈。

此病人头痛严重，属于足太阴痰厥头痛，只有半夏才能治疗；眼黑头眩，

半夏白术天麻汤方阵图

	黄柏		
天麻	黄芪、人参、白术、干姜	半夏、苍术、橘皮、炒曲、大麦芽面	
			泽泻、茯苓

肝风内作，只有天麻才能祛逐。天麻苗又称定风草，有风时诸草皆摇，只有天麻苗不为所动，故能定风。黄芪、人参甘温，能泻阴火而补元气。白术、苍术苦温，能除湿而健脾益气。泽泻、茯苓淡渗利小便。橘皮苦温，能调理中焦气机而升阳气。炒神曲能消食，消除胃中的积滞；大麦芽面能宽中而助胃运化。干姜辛热，能散逐胃中寒浊。黄柏苦寒，用酒洗后先升而后降，能治疗下焦肾中少火所致的燥热。

　　戊申有一贫士，七月中病脾胃虚弱，气促憔悴，因与人参芍药汤。

人参芍药汤

麦门冬（二分）　当归身　人参（以上各三分）　炙甘草　白芍药　黄芪（以上各一钱）　五味子（五个）

　　上件㕮咀。分作二服，每服用水二盏，煎至一盏，去渣，稍热服。

　　既愈。继而冬居旷室，卧热炕，而吐血数次。予谓此人久虚弱，附脐有形，而有大热在内，上气不足，阳气

人参芍药汤方阵图

当归	人参、黄芪、炙甘草	麦冬、五味子、白芍

外虚，当补表之阳气，泻里之虚热。冬居旷室，衣服复单薄，是重虚其阳。表有大寒，壅遏里热，火邪不得舒伸，故血出于口。因思仲景太阳伤寒一证，当以麻黄汤发汗，而不与之，遂成衄血，却与之立愈，与此甚同，因与麻黄人参芍药汤。

麻黄人参芍药汤

人参（益三焦元气不足而实其表也）　麦门冬（以上各三分）　桂枝（以补表虚）　当归身（和血养血，各五分）　麻黄（去其外寒）　炙甘草（补其脾）　白芍药　黄芪（以上各一钱）　五味子（二个，安其肺气）

上件㕮咀。都作一服，水三盏，煮麻黄一味，令沸，去沫，至二盏，入余药，同煎至一盏，去渣，热服，临卧。

【语译】

戊申年七月份，有一位贫困的读书人，脾胃虚弱，呼吸急促，神情憔悴，处方人参芍药汤。方用人参、黄芪、炙甘草甘温益气而健脾，当归甘温养血通脉；麦冬、五味子合人参为生脉饮，加白芍以酸敛清肃，清肺而降湿热。

麻黄人参芍药汤方阵图

麻黄、桂枝 当归	人参、黄芪、炙甘草	麦冬、五味子、白芍

诸药合用，以奏补益肺脾之效。

服药后病愈。至冬季因房间大而受凉，卧热炕而受热，因而吐血数次。我认为此人长期虚弱，肚脐周围痞满跳动，内有大热，上焦气虚，表阳不足。应当补在表的阳气，泻在内的虚热。冬天居住大的房间，加之衣服单薄，则阳气反复受伤。体表受大寒，则壅遏内热，在内的火邪不能舒伸外散，因此血为热逼而吐血，这与张仲景《伤寒论》中太阳伤寒证，当用麻黄汤发汗而未汗，导致衄血，重复发汗即愈是一个道理。因此处以麻黄人参芍药汤。

【方解】

方用麻黄、桂枝发汗解表，又能散火；人参、黄芪、当归、炙甘草补气血，泻阴火，扶正而祛邪；加以麦冬、五味子、白芍敛肺、敛阴，清降内热，又防诸药发散太过。

升阳散火汤

治男子妇人四肢发热，肌热，筋痹热，骨髓中热，发困，热如燎，扪之烙手，此病多因血虚而得之。或胃虚过食冷物，抑遏阳气于脾土，火郁则发之。

生甘草（二钱）　防风（二钱五分）　炙甘草（三钱）　升麻　葛根　独活　白芍药　羌活　人参（以上各五钱）　柴胡（八钱）

上件㕮咀。每服秤半两，水三大盏，煎至一盏，去渣，稍热服。忌寒凉之物及冷水月余。

【语译】

升阳散火汤，治疗男女四肢发热，肌肉热，筋痹热，骨髓中热，身体困，热如火烤，触之烫手。此病多因血虚，血不能涵气，阳气相对旺盛所致。也有因为胃虚而又过食冷物，阳气被郁遏于脾土之中。应当按"火郁发之"的方法发散升发阳气。

升阳散火汤方阵图

```
┌─────────────────────────┐
│         生甘草          │
├──────────┬──────────────┤
│防风、升麻、│              │
│葛根、独活、│   人参、     │
│羌活、柴胡 │   炙甘草     │
├──────────┤              │
│  白芍    │              │
└──────────┴──────────────┘
```

【方解】

方用防风、升麻、葛根、独活、羌活、柴胡，六味祛风药辛散解表，既能祛风散寒，又能升阳散热；人参、炙甘草甘温益气除阴火，助风药上升；生甘草性凉而清热；白芍性凉味酸，益阴和营，以防诸风药同用发散太过，与炙甘草同用，以补益中焦。诸药同用，以发散为主，以散内热为目的，故名"升阳散火汤"。

此方服用，一个月内忌服凉物、冷水。

安胃汤

治因饮食汗出，日久心中虚，风虚邪令人半身不遂，见偏风痿痹之证。当先除其汗，慓悍之气，按而收之。

黄连（拣净，去须）　五味子（去子）　乌梅（去核）　生甘草（以上各五分）　熟甘草（三分）　升麻梢（二分）

上㕮咀。分作二服，每服水二盏，煎至一盏，去渣，温服，食远。忌湿面、酒、五辛、大料物之类。

【语译】

安胃汤，治疗饮食时汗出，时间久了心气亏虚，风邪入中，经络不通，产生半身不遂的偏风痿痹类病证。应当先治汗出，以酸药收敛风性善动之慓悍。

安胃汤方阵图

黄连、生甘草		
升麻	炙甘草	五味子、乌梅

【方解】

药用黄连清胃中湿热之蒸腾，以五味子、乌梅之酸收敛止汗，生甘草性凉清热，炙甘草益中焦之气，续以升麻梢升浮阳气，以通经除痹。

此方要空腹服用，忌湿面、葱韭薤蒜等五辛、大料等助湿生热之物。

清胃散

治因服补胃热药，而致上下牙痛不可忍，牵引头脑满热，发大痛，此足阳明别络入脑也。喜寒恶热，此阳明经中热盛而作也。

真生地黄　当归身（以上各三分）　牡丹皮（半钱）　黄连（拣净，六分，如黄连不好，更加二分；如夏月倍之。大抵黄连临时增减无定）　升麻（一钱）　上为细末。

都作一服，水一盏半，煎至七分，去渣，放冷服之。

【语译】

清胃散治疗的病证，是因为服用了补益脾胃的温热药，导致胃火上炎，上下牙齿痛不可忍，牵引头痛，头部胀热，牵引头痛的原因是胃热循阳明经的别络而侵入头脑。病人喜凉恶热，这是阳明胃热过盛所致。

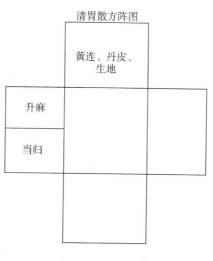

清胃散方阵图

黄连、丹皮、生地

升麻

当归

【方解】

方内黄连清泻胃热，牡丹皮、生地凉血活血消肿而止痛，当归性温活血，又防诸药寒凉太过，升麻辛凉清热，用量最大，又引诸药入阳明经。

方中黄连如果质量不好，就再加量使用，如果夏天发病用量就要加倍，整体上黄连的用量没有标准，根据情况而调整。此方要放凉后服用，不须热服。

清阳汤

治口喝，颊腮急紧，胃中火盛，必汗不止而小便数也。

红花 酒黄柏 桂枝（以上各一分） 生甘草 苏木（以上各五分） 炙甘草（一钱） 葛根（一钱五分） 当归身 升麻 黄芪（以上各二钱）

上件㕮咀。都作一服，酒三大盏，煎至一盏二分，去渣，稍热服，食前。服讫，以火熨摩紧结处而愈。夫口喝筋急者，是筋脉血络中大寒，此药以代燔针劫刺破血以去其凝结，内则泄冲脉之火炽。

【语译】

清阳汤，治疗口喝，面颊和腮部有紧急感。这是因为胃火过盛，清阳不升，必然兼有汗出不止，小便频数。

【方解】

方用葛根、升麻轻清升浮，黄芪补益中气，三药相伍，以益气升清；红花、苏木、当归、桂枝以通利血脉，活血化瘀；黄柏以苦寒坚阴，清泻肾中燥热；甘草甘温益气且调和诸药。此方补气升清，通经活血，兼清湿热，以治胃火过盛、清阳不升之口喝者。

清阳汤阵图

黄柏	
葛根、升麻、黄芪	甘草
红花、苏木、当归、桂枝	

此方以酒煎，饭前服。服药后，用酒火熨摩面部紧结之处，此病即愈。口喎筋急，是因为寒邪侵袭筋脉、血络，此方活血破血，清泻冲脉火热，可以替代火针灸刺的疗法，以防火针伤阴的副作用。

胃风汤

治虚风证，能食，麻木，牙关急搐，目内蠕瞤，胃中有风，独面肿。

蔓荆子（一分）　干生姜（二分）　草豆蔻　黄柏　羌活　柴胡　藁本（以上各三分）　麻黄（五分，不去节）　当归身　苍术　葛根（以上各一钱）　香白芷（一钱二分）　炙甘草（一钱五分）　升麻（二钱）　枣（四枚）

上件锉如麻豆大。分二服，每服水二盏，煎至一盏，去渣，热服，食后。

【语译】

胃风汤，治疗虚风中人证，患者食量大，手足麻木，牙关紧闭，目睛掣动，此病胃经有风，面部浮肿。

【方解】

方用蔓荆子、藁本、羌活、升麻、柴胡、葛根、麻黄、白芷等风药，以升浮清阳而通经络；干姜、草豆蔻、苍术气厚而热，以助阳气升浮，又理胃中痰气郁滞；黄柏清火坚阴，又防诸药辛燥太过，炙甘草益气调中，大枣悦脾胃，养营血，共为佐药。诸药相伍，以助清阳之气从胃而至经络四肢，阳气通达，则治疗风中经络之虚风之证。

胃风汤方阵图

蔓荆子、藁本、羌活、升麻、柴胡、葛根、麻黄、白芷	炙甘草、大枣	干姜、草豆蔻、苍术

黄柏

十一、阳明病湿胜自汗论

或曰：湿之与汗，阴乎阳乎？曰：西南坤土也。脾胃也，人之汗，犹天地之雨也。阴滋其湿，则为雾露为雨也。阴湿寒，下行之地气也。汗多则亡阳，阳去则阴胜也，甚为寒中。

湿胜则音声如从瓮中出，湿若中水也。相家有说，土音如居深瓮中，言其壅也，远也，不出也，其为湿审矣。

【语译】

有人问：湿盛出汗，与阴阳有何关系？我回答说：八卦方位中，西南方属坤为土，对应人体的脾胃与湿气。因此，人身出汗，可以类比为天地下雨的现象。脾胃和湿气位西南，正处阴阳交际之处，湿气一旦遭遇阴寒，则下降为雾露雨水，这可以类比为人体出汗的现象。所以阴寒湿气，其实就属于下行的地气。发汗过多阳气就会随之亡失，阳气一去，体内阴寒就会过盛，严重情况下可以演化为中焦寒化证（寒中）。

湿气盛的人，说话的声音如同从瓮中发声一样沉闷，（这是因为）声音为水湿所阻不能远扬的缘故。看相的辨识五音，也认为土音，就像居于深瓮中，其声深沉不扬。

又知此二者，一为阴寒也。《内经》曰：气虚则外寒，虽见热中，蒸蒸为汗，终传大寒。知始为热中，表虚亡阳，不任外寒，终传寒中，多成痹寒矣。色以候天，脉以候地。形者，乃候地之阴阳也，故以脉气候之，皆有形无形可见者也。

【语译】

人体的湿与汗，与自然界的雨露一样，同属阴寒。《素问·调经论》说，阳气虚则表现为外寒。即使有时有热中的病证，可因蒸蒸大汗而传变为阴寒证。这是因为汗出过多，表阳因汗而脱，阳衰阴盛，最终传变为阴寒之证，大多可见寒痹病。

五色可以诊断上部、气机的病变，五脉可以诊断内在、形体的病变。人之形体，类比于有形质的大地，脉诊可以用来诊断人体形质的阴阳变化。形体、气机有形、无形的变化，可以从色、脉两者表现出来。

调卫汤

治湿胜自汗，补卫气虚弱，表虚不任外寒。

苏木 红花（以上各一分） 猪苓（二分） 麦门冬（三分）生地黄（三分） 半夏（汤洗七次） 生黄芩 生甘草 当归梢（以上各五分） 羌活（七分） 麻黄根 黄芪（以上各一钱） 五味子（七枚）

上㕮咀，如麻豆大。作一服，水二盏，煎至一盏，去渣，稍热服。中风证必自汗，汗多不得重发汗，故禁麻黄而用根节也。

【语译】

调卫汤，就是用来治疗湿盛自汗的，可以补益卫阳，治疗卫阳不足、不能耐受外寒的情况。

【方解】

方用麻黄、羌活以解表通经散寒，加苏木、红花、当归梢以通经络中瘀

调卫汤方阵图

	黄芩、生甘草		
麻黄、羌活 苏木、红花 当归梢	黄芪	半夏	麦冬、五味子 猪苓
	生地		

血，以助麻、羌发表。黄芪益气固表，使阳气从脾肺源源不断涌出。黄芩、生甘草性寒凉，可清降湿热，猪苓淡渗利湿，半夏燥湿降胃。麦冬、五味子敛降肺金，既能清降湿热，又能开水源而益肾。生地补肾阴而清润肾燥。

本方有升有降，有温有清，有散有敛，可使清阳升而卫气旺，湿热降而金水生，共奏补卫气、养津液之效。

十二、湿热成痿肺金受邪论

六七月之间，湿令大行，子能令母实而热旺，湿热相合，而刑庚大肠，故寒凉以救之。燥金受湿热之邪，绝寒水生化之源，源绝则肾亏，痿厥之病大作，腰以下痿软瘫，不能动，行走不正，两足欹侧。以清燥汤主之。

清燥汤

黄连（去须）　酒黄柏　柴胡（以上各一分）　麦门冬　当归身　生地黄　炙甘草　猪苓　曲（以上各二分）　人参　白茯苓　升麻（以上各三分）　橘皮　白术　泽泻（以上各五分）　苍术（一钱）　黄芪（一钱五分）　五味子（九枚）

上㕮咀，如麻豆大。每服半两，水二盏半，煎至一盏，去渣，稍热，空心服。

【语译】

农历六月七月时，气候以湿气为主。湿为土，火为金，火能生土，同时"子能令母实"，则湿气盛的同时火热亦盛，湿热相合，就会刑克人体金气，金在五行为庚（庚金），在脏腑为肺与大肠，在六气为燥（燥金）。应当用寒凉之法清热救人体的金气。

燥金为湿热所困，则金不能生水，肾水化生的源头竭绝，因而肾水必亏，肾水亏则生痿厥之病，表现为腰以下软瘫，不能行动，步行倾斜不正。可以用清燥汤来治疗。

清燥汤方阵图

		黄连	
柴胡、升麻	黄芪、人参、白术、炙甘草	橘皮、苍术、曲	人参、麦冬、五味子
当归			茯苓、猪苓、泽泻
		酒黄柏	

【方解】

清燥汤用黄连、酒黄柏清热燥湿，祛逐湿热。茯苓、猪苓、泽泻淡渗利湿，使湿邪从小便而解。人参、麦冬、五味子是为生脉散，清润肺气，专治暑热伤肺气阴两伤，并能补金生水。黄芪、人参、白术、炙甘草、当归甘温，益养气血；加柴胡、升麻可升发脾胃清阳；橘皮、苍术、曲可以理肺胃之滞气，使阳升而阴降。

助阳和血补气汤

治眼发后，上热壅，白睛红，多眵泪，无疼痛而瘾涩难开。此服苦寒药太过，而真气不能通九窍也，故眼昏花不明，宜助阳和血补气。

香白芷（二分）　蔓荆子（三分）　炙甘草　当归身（酒洗）
柴胡（以上各五分）　升麻　防风（以上各七分）　黄芪（一钱）

上咬咀，都作一服。水一盏半，煎至一盏，去渣，热服，临卧。避风处睡，忌风寒及食冷物。

【语译】

助阳和血补气汤，治疗眼发病后，上热壅盛，白睛发红，眼屎、眼泪多，虽不疼痛但痒涩难以睁开。这是因为过多服用苦寒清热的药物，人体元真之气（清阳）不能上通、滋养头面九窍所致的。因此两眼昏花、视物不明，可以用助阳和血补气汤来治疗。

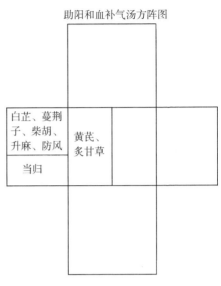

助阳和血补气汤方阵图

白芷、蔓荆子、柴胡、升麻、防风 当归

黄芪、炙甘草

【方解】

方用黄芪、当归、炙甘草补养气血，合用白芷、蔓荆子、柴胡、升麻、防风等风药以升阳气、祛风邪，则脾胃阳气得复，清阳得以上升头面而养九窍，则目疾得除。

升阳汤

治大便一日三四次，溏而不多，有时泄泻，腹中鸣，小便黄。

柴胡　益智仁　当归身　橘皮（以上各三分）　升麻（六分）　甘草（二钱）　黄芪（三钱）　红花（少许）

上㕮咀。分作二服，
每服二大盏，煎至一盏，
去渣，稍热服。

【语译】

升阳汤，治疗大便
稀溏不成形，每日三到
四次，有时泄泻，腹中
肠鸣，小便颜色黄。这
是因为脾胃水谷所化的

升阳汤方阵图

升麻、柴胡	黄芪、炙甘草	益智仁、橘皮
当归、红花		

清阳不能升浮，则水谷清气下陷，故为溏泄，当升举发散清阳。

【方解】

方用黄芪、甘草甘温益气，健脾而升清，加当归、红花
通利血脉，升麻、柴胡通经发表而升清，诸药合用，"清阳
出上窍"，"清阳实四肢"，"清阳发腠理"，阳气得以升
浮通达。佐以益智仁暖脾助阳，橘皮理脾肺滞气，以除胃中
水湿气滞，与前药合用，则清阳得升，湿浊得除，泄泻可止。

升阳除湿汤

治脾胃虚弱，不思饮食，肠鸣腹痛，泄泻无度，小便黄，
四肢困弱。

甘草　大麦芽面（如胃寒腹鸣者加）　陈皮　猪苓（以上各三
分）　泽泻　益智仁　半夏　防风　神曲　升麻　柴胡　羌活

（以上各五分）　苍术（一钱）

上㕮咀，作一服。水三大盏，生姜三片，枣二枚，同煎至一盏，去渣，空心服。

【语译】

升阳除湿汤，治疗脾胃虚弱，不思饮食，肠鸣腹痛，泄泻次数多，小便黄，四肢困软无力。

【方解】

方用羌活、防风、升麻、柴胡、苍术诸风药以升发阳气，燥湿止泻；大麦芽面、神曲、陈皮、半夏、生姜、益智仁以和胃化湿、理气行滞；猪苓、泽泻利水渗湿，使湿邪从小便而解。甘草、大枣以顾护胃气，调和诸药。整体以升阳为主，理气、渗湿为次，共奏祛湿止泻之效。

升阳除湿汤方阵图

羌活、防风、升麻、柴胡、苍术	甘草、大枣	陈皮、半夏、生姜、益智仁、神曲、大麦芽面	猪苓、泽泻

益胃汤

治头闷，劳动则微痛，不喜饮食，四肢怠惰，躁热短气，口不知味，肠鸣，大便微溏黄色，身体昏闷，口干不喜食冷。

黄芪　甘草　半夏（以上各二分）　黄芩　柴胡　人参　益智仁　白术（以上各三分）　当归梢　陈皮　升麻（以上

各五分）　苍术（一钱五分）

上㕮咀。作一服，水二大盏，煎至一盏，去渣，稍热服，食前。忌饮食失节、生冷、硬物、酒、湿面。

【语译】

益胃汤，治疗头闷不适，劳累运动则微微作痛，身体昏沉不爽，四肢怠惰无力，燥热，气短，不喜饮食，口中没有味道，口不干，喜食凉食，肠鸣，大便微溏，色黄。

益胃汤方阵图

柴胡、升麻	黄芪、人参、白术、甘草	苍术、陈皮、半夏、益智仁	黄芩
当归梢			

【方解】

本病因脾胃亏虚，痰湿阴胃，清阳不升，郁而化热所致。当益气健脾、升阳导滞，兼以清热。

方用黄芪、人参、白术、甘草甘温益气健脾，柴胡、升麻升举阳气，当归梢通利血脉，苍术、陈皮、半夏、益智仁行气和胃、化湿消滞，黄芩清利胸膈积热，又能清湿热而止泻。

生姜和中汤

治食不下，口干虚渴，四肢困倦。

生甘草　炙甘草（以上各一分）　酒黄芩　柴胡　橘皮（以

上各二分） 升麻（三分） 人参 葛根 藁本 白术（以上各五分） 羌活（七分） 苍术（一钱） 生黄芩（二钱）

上㕮咀，作一服。水二盏，生姜五片，枣二枚，劈开，同煎至一盏，去渣，稍热服之，食前。

【语译】

生姜和中汤，治疗饮食不下，口干虚渴，四肢困倦无力。

【方解】

方用人参、白术、炙甘草以益气健脾，柴胡、升麻、葛根、藁本、羌活、苍术以升浮阳气，黄芩、生甘草苦寒清热降气，酒用则先升而后降，能清上热。生姜、大枣以和脾胃。

生姜和中汤方阵图

生甘草、黄芩	
柴胡、升麻、葛根、藁本、羌活、苍术 / 人参、白术、炙甘草、大枣	生姜

强胃汤

治因饮食劳役所伤，腹胁满闷短气，遇春口淡无味，遇夏虽热而恶寒，常如饱，不喜食冷物。

黄柏 甘草（以上各五分） 升麻 柴胡 当归身 陈皮（以上各一钱） 生姜 曲（以上各一钱五分） 草豆蔻（二钱） 半夏 人参（以上各三钱） 黄芪（一两）

上㕮咀。每服三钱，水二大盏，煎至一盏，去渣，温服，食前。

【语译】

本方治疗饮食劳役损伤脾胃，致使腹部、胁肋部满闷，气短，到了春季口淡无味，夏季虽然天热，但却时常恶寒，经常觉得胃中饱满，不喜欢吃冷食。

强胃汤方阵图

		生姜、陈皮、半夏、草豆蔻、曲	
柴胡、升麻	黄芪、人参、甘草		
当归身			

黄柏

【方解】

方用黄芪、人参、甘草以补气健脾，加升麻、柴胡升举阳气，当归身养血活血，以利血脉。生姜、陈皮、半夏、草豆蔻、曲以行气和胃消滞，黄柏以清夏季时热而救肾水，以防水亏。

温胃汤

专治服寒药多，致脾胃虚弱，胃脘痛。

人参　甘草　益智仁　缩砂仁　厚朴（以上各二分）　白豆蔻　干生姜　泽泻　姜黄（以上各三分）　黄芪　陈皮（以上各七分）

上件为极细末，每服三钱。水一盏，煎至半盏，温服，食前。

【语译】

本方专门治疗因长期过服寒凉药物而致的脾胃虚弱，以

胃脘疼痛为主。当治以温
中散寒，益气升阳。

【方解】

方用人参、黄芪、陈
皮、甘草益气健脾，益智
仁、姜黄、干姜、砂仁、
陈皮、白豆蔻、厚朴行气
温中祛湿，泽泻利水渗湿。

温胃汤方阵图

	益智仁、姜黄、干姜、砂仁、白豆蔻、厚朴、陈皮	
黄芪、人参、甘草		泽泻

和中丸

补胃进食。

人参　干生姜　橘红（以上各一钱）　干木瓜（二钱）　炙甘草（三钱）

上为细末，汤浸蒸饼
为丸。不进饮食，如梧桐
子大，每服三五十丸，温
水送下，食前服。

【语译】

和中丸，用以补胃气，
促进饮食。

和中丸方阵图

人参、甘草	干姜、橘红、木瓜

【方解】

方用人参益气健脾，木瓜酸温化湿而益胃，干姜暖脾胃，橘红行气燥湿，炙甘草温中益气，并调和诸药。本方整体以益气温中行滞为主，适用于脾胃虚寒而生湿滞者。

藿香安胃散

治脾胃虚弱，不进饮食，呕吐不待腐熟。

藿香　丁香　人参（以上各二钱五分）　橘红（五钱）

上件四味为细末，每服二钱。水一大盏，生姜一片，同煎至七分，和渣冷服，食前。

【语译】

藿香安胃散，治疗脾胃虚弱，饮食不进，食物尚未消化腐熟就呕吐。

【方解】

方用人参益元气，健脾胃；藿香、丁香、橘红、生姜以温中行气化湿而止呕。

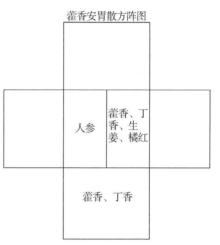

藿香安胃散方阵图

异功散

治脾胃虚冷，腹鸣，腹痛，自利，不思饮食。

人参　茯苓　白术　甘草　橘皮（以上各五分）

上为粗散，每服五钱。水二大盏，生姜三片，枣二枚，同煎至一盏，去渣，温服，食前。先用数服，以正其气。

【语译】

异功散，治疗脾胃虚冷，腹鸣、腹痛、下利腹泻，不思饮食。

【方解】

方用人参、白术、甘草以健脾益气，白术与茯苓相伍又能健脾祛湿，即四君子汤。加用陈皮以行气燥湿，生姜、大枣以和胃气。整体以益气为主，兼以行气祛湿。

异功散方阵图

	人参、白术、甘草、大枣	陈皮、生姜	茯苓

十三、饮食伤脾论

《四十九难》曰：饮食劳倦则伤脾。又云：饮食自倍，肠胃乃伤[1]。肠澼为痔[2]。夫脾者，行胃津液，磨胃中之谷，主五味也。胃既伤，则饮食不化，口不知味，四肢倦困，心腹痞满，兀兀欲吐而恶食，或为飧泄，或为肠澼，此胃伤脾亦伤明矣。大抵伤饮伤食，其治不同。伤饮者，无形之气也。宜发汗，利小便，以导其湿。伤食者，有形之物也。轻则消化，或损其谷，此最为妙也，重则方可吐下。今立数方，区分类析，以列于后。

【语译】

《难经·四十九难》说，饮食劳倦就会损伤脾胃。《素问》也说，饮食过量，肠胃就会受伤。又说，长期泻痢会导致痔疮。这是因为，脾有为胃行津液的功能，能消磨胃中水谷，布散五味。胃受损伤，则饮食不能消化，表现为口不知味，四肢困倦，胸腹满闷，恶心欲吐，厌恶食物。或表现为泄泻、完谷不化，或表现为痢下脓血。这里脾胃俱伤的道理很明显了。

大体而言，伤于饮和伤于食在治法上还是有区别的。相

---

①语出《素问·痹论》。
②语出《素问·生气通天论》。

对而言，伤于饮属无形之邪，为气病，当发汗、利小便，以祛其湿。伤于食，则为有形之物，病轻可助消化，或减少食量，这是最合适的治法，只有在最严重时方能用吐法、下法。现列举几种治法，以作区别。

五苓散

治烦渴饮水过多，或水入即吐，心中淡淡，停湿在内，小便不利。

桂（一两） 茯苓 猪苓 白术（以上各一两五钱） 泽泻（二两五钱）

上为细末，每服二钱。热汤调服，不拘时候，服讫，多饮热汤，有汗出即愈。如瘀热在里，身发黄疸，浓煎茵陈汤调下，食前服之。如疸发渴，及中暑引饮，亦可用水调服。

【语译】

五苓散，治疗因烦渴而饮水过多者，或者水入即吐，胃中水振，这是因为水湿停滞在内，主要特点是小便不利。

【方解】

方用茯苓、猪苓甘淡渗湿而通阳气，泽泻味咸而利水湿，白术健脾使水有所制，桂枝温阳化气以助利水。此方又治瘀热在里的黄疸证，要加用清热利湿退黄的茵陈。或见疸病口渴、中暑大饮，也可用此方调服。

论饮酒过伤

夫酒者，大热有毒，气味俱阳，乃无形之物也。若伤之，止当发散，汗出则愈矣；其次莫如利小便，二者乃上下分消其湿。今之酒病者，往往服酒癥丸[1]，大热之药下之，又有用牵牛、大黄下之者，是无形元气受病，反下有形阴血，乖误甚矣！酒性大热，以伤元气，而复重泻之，况亦损肾水，真阴及有形阴血俱为不足，如此则阴血愈虚，真水愈弱，阳毒之热大旺，反增其阴火，是以元气消耗折人长命；不然，则虚损之病成矣。酒疸下之，久久为黑疸。慎不可犯。以葛花解酲汤主之。

【语译】

酒性大热有毒，气味都属阳，相对食物而言为无形之物。如果伤酒，则当用发汗之法治疗，汗出则愈；其次可以利小便，发汗、利小便是上下分消酒湿的方法。

可如今酒病患者，往往服用酒癥丸，此药有大热的巴豆，又有牵牛、大黄，这类泻下药物，既伤人体无形的元气，又泻下人体有形的阴血，是非常错误的治法。酒性大热，本伤元气，泻下之法再次损伤。何况肾水也受损伤，如此则真阴及有形的阴血都亏虚不足，阴血与真阴越来越虚少。加之阳毒产生大热而加重体内阴火，则元气消耗，折人寿命，或者

---

①酒癥丸：当指宋代《太平惠民和剂局方》酒癥丸，组成有雄黄、巴豆、蝎梢等药物。

变成虚损证。

张仲景说，酒疸长期用下法治疗，就会传变为黑疸。医圣的告诫不要违背啊！这种酒病可以用葛花解醒汤来治疗。

葛花解醒汤

治饮酒太过，呕吐痰逆，心神烦乱，胸膈痞塞，手足战摇，饮食减少，小便不利。

莲花青皮(去穰，三分)　木香(五分)　橘皮(去白)　人参(去芦)　猪苓(去黑皮)　白茯苓(以上各一钱五分)　神曲(炒黄色)　泽泻　干生姜　白术(以上各二钱)　白豆蔻仁　葛花　砂仁(以上各五钱)

以上为极细末，秤，和匀。每服三钱匕，白汤调下。但得微汗，酒病去矣。此盖不得已而用之，岂可恃赖日日饮酒。此方气味辛辣，偶因酒病服之，则不损元气，何者？敌酒病也。

【语译】

葛花解醒汤治疗饮酒太多后呕吐，痰壅气逆（顿呛），心神烦乱，胸膈痞满堵塞，手足颤抖摇动，饮食减少，小便不畅等病证。

【方解】

方用葛花解酒醒脾，

葛花解醒汤方阵图

	葛花、神曲、青皮、橘皮、白豆蔻仁	
人参、白术		砂仁、木香、干姜
猪苓、茯苓、泽泻		

神曲消酒积；青皮、橘皮、白豆蔻、砂仁、木香、干姜辛散酒湿，理气化湿；猪苓、茯苓、泽泻利小便，使酒湿从小便而解；人参、白术健脾，扶助元气而除阴火。整体以辛散、淡渗为主，以益气扶正为次，起到发汗、利小便而祛酒毒之妙用。

枳术丸

治痞，消食，强胃。

枳实（麸炒黄色，去穰，一两）　白术（二两）

上同为极细末，荷叶裹烧饭为丸，如梧桐子大。每服五十丸，多用白汤下，无时。白术者，本意不取其食速化，但令人胃气强，不复伤也。

【语译】

枳术丸，治疗心胸、胃脘痞满，能消食，强健脾胃。

【方解】

方用白术健脾，助脾运化；枳实炒香，有健脾之功，又能下气和胃，导滞消痞。以荷叶烧饭者，取荷叶升脾胃清气之用，烧饭一以健脾，一以和丸赋形。枳、术共用，既能健脾强胃，又能消导食积，补泻兼施，正气不伤。

橘皮枳术丸

治老幼元气虚弱，饮食不消，脏腑不调，心下痞闷。

枳实（麸炒，去穰）　橘皮（以上各一两）　白术（二两）

上件为细末，荷叶烧饭为丸，如梧桐子大。每服五十丸，温水送下，食远。

夫内伤用药之大法，所贵服之强人胃气，令胃气益厚，虽猛食、多食、重食而不伤，此能用食药者也。此药久久益胃气，令不复致伤也。

【语译】

橘皮枳术丸，即枳术丸加橘皮，以醒脾、理气、化痰、燥湿，主治老年人、幼儿体质弱者，出现元气不足，饮食不能消化，脏腑之间的关系失调，心口胃脘部位痞闷。

内伤脾胃时，用药治疗的关键，在于增强患者的胃气，使胃气功能强健，这样的话即使猛食、多食也很难伤胃。

半夏枳术丸

治因冷食内伤。

半夏（汤洗七次，焙干）　枳实（麸炒黄色）　白术（以上各二两）

上同为极细末，荷叶裹烧饭为丸，如梧桐子大。每服五十丸，添服不妨，无定法。如热汤浸蒸饼为丸亦可。

如食伤，寒热不调，每服加上二黄丸[①]十丸，白汤下。更作一方，加泽泻一两为丸，有小便淋者用。

【语译】

半夏枳术丸，是在枳术丸基础上加用半夏，以增强和胃化痰、燥湿散结的功效，《医学启源·药类法象》云半夏"治

---

①二黄丸：《济生拔萃》作三黄丸。

寒痰"，"和胃气，除胃寒，进饮食"，以治疗因冷凉食物而致脾胃内伤者。

如果因为伤食而发热或有恶寒者，加用三黄丸以清热泻下。若见小便淋沥者，加泽泻以利水通淋。

木香干姜枳术丸

破除寒滞气，消寒饮食。

木香（三钱）　干姜（五钱，炮）　枳实（一两，炒）　白术（一两五钱）

上为极细末，荷叶烧饭为丸，如梧桐子大。每服三五十丸，温水送下，食前。

【语译】

木香枳术丸是在枳术丸基础上加用干姜以湿中散寒，加木香以理气醒脾。以治疗饮食积寒于胃肠者，有散寒破积、消食导滞之效。

木香人参生姜枳术丸

开胃进食。

干生姜（二钱五分）　木香（三钱）　人参（三钱五分）　陈皮（四钱）　枳实（一两，炒黄）　白术（一两五钱）

上为细末，荷叶烧饭为丸，如梧桐子大。每服三五十丸，温水送下，食前。忌饱食。

【语译】

本方是在枳术丸基础上加用人参补益脾胃元气，干生姜温中散寒，木香、陈皮以理气燥湿而消痰滞，以起到健脾胃、消积滞的功效，故能开胃进食，促进消化。

和中丸

治病久虚弱，厌厌不能食，而脏腑或秘或溏，此胃气虚弱也。常服则和中理气，消痰去湿，厚肠胃，进饮食。

木香（二钱五分） 枳实（麸炒） 炙甘草（以上各三钱五分） 槟榔（四钱五分） 陈皮（去白，八钱） 半夏（汤洗七次） 厚朴（姜制，以上各一两） 白术（一两二钱）

上为细末，生姜自然汁浸，蒸饼为丸，如梧桐子大。每服三五十九，温水送下，食前或食远。

【语译】

和中丸能治疗久病体虚，厌食，不能食，时便溏或便秘，这是胃气虚弱的原因。常服本方，可以和中理气，消痰去湿，强健胃肠，促进饮食。

【方解】

本方依然以枳实、白术为核心，一补一消，为了增强消导的功效，加用陈皮、半夏、厚朴、生姜、木香、槟榔，消积除满，化痰除湿，清理胃肠，胃肠以和降为顺，以消为补。方中白术量大，以突出健脾补益之功，使诸药消导而不伤正气。

枳术丸类方比较

枳术丸	橘皮枳术丸	半夏枳术丸	木香干姜枳术丸	木香人参生姜枳术丸	和中丸
	＋橘皮	＋半夏	＋木香、干姜	＋木香、陈皮、干姜、人参	＋陈皮、半夏、厚朴、生姜、木香、槟榔、炙甘草
治痞，消食，强胃	元气虚弱，饮食不消，脏腑不调，心下痞闷	冷食内伤	破除寒滞气，消寒饮食	开胃进食	和中理气，消痰去湿，厚肠胃，进饮食

交泰丸

升阳气，泻阴火，调营气，进饮食，助精神，宽腹中，除怠惰嗜卧，四肢不收，沉困懒倦。

干姜（炮制，三分）　巴豆霜（五分）　人参（去芦）　肉桂（去皮，以上各一钱）　柴胡（去苗）　小椒（炒去汗并闭目，去子）　白术（以上各一钱五分）　厚朴（去皮，锉，炒，秋冬加七钱）　酒煮苦楝　白茯苓　砂仁（以上各三钱）　川乌头（炮，去皮脐，四钱五分）　知母（四钱，一半炒，一半酒炒。此一味，春夏所宜，秋冬去之）　吴茱萸（汤洗七次，五钱）　黄连（去须，秋冬减一钱五分）　皂角（水洗，煨，去皮弦）　紫菀（去苗，以上各六钱）

上除巴豆霜另入外，同为极细末，炼蜜为丸，如梧桐子大。每服十丸，温水送下，量虚实加减。

【语译】

交泰丸，取天地交泰，阳升阴降之意。此方有升清降浊之功，故称"交泰"。能升清阳，泻阴火，调和营血，促进饮食，扶助精神，理气宽肠，又能解除怠惰嗜卧、四肢无力不能收持、全身沉困懒惰倦乏等症状。

交泰丸方阵图

	干姜、肉桂、川乌、吴茱萸、蜀椒		
柴胡	人参、白术	巴豆霜、厚朴、砂仁、苦楝、皂角	紫菀、茯苓
	知母、黄连		

【方解】

方用干姜、肉桂、川乌、吴茱萸、蜀椒诸热药，取法自然界的夏季以助阳气外浮而长养；柴胡法春季发陈而助少阳升发；人参、白术以健脾胃，法长夏湿土之长养；巴豆霜、厚朴、砂仁、苦楝、皂角以通大便而利胃肠，知母、黄连、紫菀、茯苓苦寒而助肺肾之收藏。诸药合用，以法象天地六气之升降浮沉，故称"交泰丸"。

三棱消积丸

治伤生冷硬物，不能消化，心腹满闷。

丁皮　益智（以上各三钱）　巴豆（炒，和粳，米炒焦黑去米）　茴香（炒）　陈皮　青橘皮（以上各五钱）　京三棱（炮）　广术（炮）　炒曲（以上各七钱）

上件为细末，醋打面糊为丸，如梧桐子大。每服十丸至二十丸，温生姜汤送下，食前。量虚实加减。得更衣，止后服。

三棱消积丸，治疗因食用生冷、较硬的食物，难以消化，停滞胃肠而心腹满闷者。

【方解】

方用三棱、广术、巴豆以破逐积滞，丁香皮、小茴香、益智仁、陈皮、青皮、炒曲以理气温中消积，共奏温中消积之效。

备急丸

治心腹百病，卒痛如锥刺，及胀满不快，气急并治之。

锦纹川大黄（为末）　干姜（炮，为末）　巴豆（先去皮膜心，研如泥霜，出油用霜）

上件三味等分，同一处研匀，炼蜜成剂，白内杵千百下，丸如大豌豆大。夜卧温水下一丸；如气实者，加一丸。如卒病，不计时候服。妇人有孕不可服。如所伤饮食在胸膈间，兀兀欲吐，反复闷乱，以物探吐去之。

【语译】

备急丸，可以治疗心胸、腹部各种疾病，表现为突然疼痛如同针刺，以及胀满不舒，气闷气喘。

【方解】

本方录自《金匮要略》，方中以苦寒之大黄、大热之巴豆攻逐涤荡心腹间邪气，推陈致新，加以大辛大热之干姜以温中散寒，以治寒邪、积滞凝聚不行而疼痛者。此方晚上临卧服用，体质壮实者加用一丸。若突然犯病则不论时间而急服，孕妇禁服。如果伤食病在胸膈间的，病人表现为恶心烦闷，欲吐不能，则当用探吐之法而吐之。

神保丸

治心膈痛，腹痛，血痛，肾气痛，胁下痛，大便不通，气噎，宿食不消。

木香　胡椒（以上各二钱五分）　巴豆（十枚，去皮油心膜，研）　干蝎（七枚）

上件四味，为末，汤浸蒸饼为丸，麻子大，朱砂三钱为衣。每服五丸。如心膈痛，柿蒂、灯心汤下；如腹痛，柿蒂、煨姜煎汤下；如血痛，炒姜醋汤下；如肾气痛、胁下痛，茴香酒下；如大便不通，蜜调槟榔末一钱下；如气噎，木香汤下；如宿食不消，茶酒浆饮任下。

【语译】

神保丸，治疗心胸、膈间、腹部疼痛，瘀血刺痛，小腹疝气疼痛，胁下疼痛，大便不通，气息哽噎，饮食不消而停滞。

【方解】

方用巴豆以攻逐邪气，全虫（蝎子）通络止痉，木香行气理胃肠，胡椒温中散寒，朱砂辟邪气而定神。诸药合用而以温通逐邪为主。如心膈间疼痛，则以柿蒂、灯心汤服下此药，以达胸膈；腹痛则以柿蒂、煨姜汤送服，以温上理气；瘀血疼痛，则以炒姜、醋汤送服，以助活血；如果小腹、胁下疼痛，以茴香酒送服，以引入肝经；大便不通，则以蜂蜜调槟榔末送服，以通大便；如气息噎塞，以木香汤送服，以宽胸理气；如宿食不消，则茶、酒、浆、饮都可送服。

雄黄圣饼子

治一切酒食所伤，心腹满不快。

雄黄（五钱）　巴豆（一百个，去油心膜）　白面（十两，重罗过）

上件三味内除白面八九两，余药同为细末，共面和匀，用新水和作饼子如手大，以浆水煮，煮至浮于水上，漉出，控，旋看硬软，捣作剂，丸如梧桐子大，捻作饼子。每服五七饼子。加至十饼、十五饼，嚼破一饼，利一行，二饼利二行，茶酒任下，食前。

【语译】

雄黄圣饼子治疗一切酒食所伤，酒食积于胃肠，心胸腹部不舒畅。

【方解】

方中雄黄辛热，《名医别录》云其能主"积聚，癖气，中恶腹痛"，《本草纲目》云其能治"酒饮成癖"，"化腹中瘀血"，能除酒毒，消积聚，去恶血。巴豆大热而逐积，以白面为丸作饼。空腹服用，服后以下利为度。

蠲饮枳实丸

逐饮消痰，导滞清膈。

枳实（麦炒，去穰） 半夏（汤洗） 陈皮（去白，以上各二两） 黑牵牛（八两，内取头末，三两）

上为细末，水煮面糊为丸，如梧桐子大。每服五十丸，食后生姜汤下。

【语译】

蠲饮枳实丸能消痰逐饮，消导胸膈间痰饮停滞。

【方解】

方用黑牵牛以攻逐水饮，以陈皮、半夏行气化痰燥湿，以枳实行气消痞。共奏攻逐水饮，化痰导滞之功。

感应丸

治虚中积冷，气弱有伤，停积胃脘，不能传化；或因气伤冷，因饥饱食，饮酒过多，心下坚满，两胁胀痛，心腹大疼，霍乱吐泻，大便频，后重迟涩，久痢赤白，脓血相杂，米谷不消，愈而复发。又治中酒，呕吐痰逆，恶心喜唾，头旋，胸膈痞闷，四肢倦怠，不欲饮食。又治妊娠伤冷，新产有伤。若久有积寒，吃热药不效者，并悉治之。又治久病形羸，荏苒①岁月，渐致虚弱，面黄肌瘦，饮食或进或退，大便或秘或泄，不拘久新积冷，并皆治之。

---

①荏苒：时间不知不觉中过去。

干姜(炮制,一两)　南木香(去芦)　丁香(以上各一两五钱)　百草霜(二两)　肉豆蔻(去皮,三十个)　巴豆(去皮心膜油,研,七十个)　杏仁(一百四十个,汤浸去皮尖,研膏)

上七味,除巴豆粉、百草霜、杏仁三味,余四味捣为细末,却与三味同拌,研令细,用好蜡匮和。先将蜡六两溶化作汁,以重绵滤去渣,更以好酒一升,于银、石器内煮蜡溶,滚数沸,倾出,候酒冷,其蜡自浮于上,取蜡秤用丸。春夏修合,用清油一两,于铫①内熬令沫散香熟,次下酒煮蜡四两,同化作汁,就锅内乘热拌和前项药末。秋冬修合,用清油一两五钱,同煎煮熟,作汁,和匮药末成剂,分作小梃子,以油单纸裹之,旋丸服耳。

【语译】

感应丸治疗脾胃虚弱,胃肠中有积冷停滞,不能吸收也不能排出。或因情绪过激,又食冷物,或因饥饿后而饮食过饱,饮酒过度,致使心下坚硬痞满,两胁胀痛,心胸腹部剧烈疼痛,霍乱而上吐下泻,大便次数多,里急后重,大便涩滞不畅,长期下痢赤白脓血,水谷不化,时而好转,时而复发。

本方还可以治疗伤酒,可见呕吐痰涎、恶心、唾液多,有天旋地转感,胸膈痞闷,四肢倦怠,不欲饮食。又能治疗

---

①铫(diào):煎药或烧水用的器具。

妊娠期间伤于冷食，产妇因生产而有伤在身。如果长期内有积寒，吃大热药物温中而无效的，都可用本方治疗。还能治久病形体消瘦，迁延不愈，日渐虚弱，面黄肌瘦，饮食时多时少，大便或秘结或泄泻。总体上不局限病程长短，只要有积冷，都可治疗。

【方解】

本方仍以备急丸（巴豆、干姜、大黄）去苦寒之大黄，加用木香、丁香以温中散寒，肉豆蔻温中并能涩肠止泻，杏仁以利肺气而润肠通便，百草霜能消化积滞。诸药合用，制成蜡丸，以起温中消积之效。

神应丸

治因一切冷物、冷水及潼乳①、酪水所伤，腹痛肠鸣，米谷不化。

丁香　木香(以上各二钱)　巴豆　杏仁　百草霜　干姜(以上各五钱)　黄蜡（二钱）

上先将黄蜡用好醋煮去渣秒，将巴豆、杏仁同炒黑烟尽，研如泥；余四味为细末将黄蜡再上火。春夏入小油五钱，秋冬入小油八钱，溶开，入在杏仁、巴豆泥子内同搅，旋下丁香、木香等药末，研匀，搓作铤子，油纸裹了，旋丸用。如芥子大，每服三、五十九，温米饮送下，食前，日三服。

---

①潼乳：当为乳制品。李东垣《医学发明》："北方之人，常食潼乳，又饮之无节。且潼乳之为物，其形质则水也，酒醴亦然。"可参考。

【语译】

神应丸治疗一切因冷食、冷水、乳类制品、酒酪损伤脾胃，致使腹痛肠鸣，水谷不化者。

【方解】

本方即感应丸去温中止泻之肉豆蔻，功效与之相近。

消积诸方比较

三棱消积丸	备急丸	神保丸	雄黄圣饼子	蠲饮枳实丸	感应丸	神应丸
治伤生冷硬物，不能消化，心腹满闷	治心腹百病，卒痛如锥刺，及胀满不快，气急并治之	治心膈痛，腹痛，血痛，肾气痛，胁下痛，大便不通，气噎，宿食不消	治一切酒食所伤，心腹满不快	逐饮消痰，导滞清膈	治虚中积冷，气弱有伤，停积胃脘，不能传化……	治因一切冷物、冷水及潼乳、酪水所伤，腹痛肠鸣，米谷不化
巴豆、三棱、广术、丁香皮、小茴香、益智仁、陈皮、青皮、炒曲	大黄、干姜、巴豆	巴豆、全虫、木香、胡椒、朱砂	雄黄、巴豆、白面	黑牵牛、陈皮、半夏、枳实	巴豆、干姜、南木香、丁香、百草霜、肉豆蔻、杏仁	丁香、木香、巴豆、杏仁、百草霜、干姜、黄蜡

白术安胃散

治一切泻痢，无问脓血相杂，里急窘痛，日夜无度。又治男子小肠气痛，及妇人脐下虚冷，并产后儿枕块痛[①]；亦治产后虚弱，寒热不止者。

---

① 儿枕块痛：《女科撮要》："产后小腹作痛，俗名儿枕块。"

五味子　乌梅（取肉炒干，以上各五钱）　车前子　茯苓　白术（以上各一两）　米谷（三两，去顶蒂穰，醋煮一宿，炒干）

上为末，每服五钱。水一盏半，煎至一盏，去渣，空心温服。

【语译】

白术安胃散治疗各种泻痢，包括脓血相杂，里急后重，日夜之间不能节制。又能治疗男性小腹疝气疼痛，妇女脐下虚冷，以及产后腹痛（儿枕痛）。还能治疗产后虚弱，发热恶寒难以停止者。

【方解】

方用乌梅、五味子、罂粟壳以酸敛止泻；车前子、茯苓以利水渗湿，使湿从小便而去；又用白术以健脾运湿。本方整体以收敛止泻为主，兼以祛湿止泻，用治各种泻痢不能节制的患者。

圣饼子

治泻痢赤白，脐腹撮痛，久不愈者。

黄丹（二钱）　定粉　舶上硫黄　陀僧（以上各三钱）　轻粉（少许）

上细锉为末，入白面四钱匕，滴水和如指尖大，捻作饼子，阴干。食前温浆水磨服之，大便黑色为效。

【语译】

圣饼子治疗泻痢赤白脓血，腹部、肚脐周围急近疼痛，长期不能治愈者。

【方解】

方用黄丹、硫黄、密陀僧、轻粉等有毒药物，以定粉（淀粉）赋形为饼，攻逐毒邪而止泻痢。

当归和血散

治肠澼下血，湿毒下血。

川芎（四分）　青皮　槐花　荆芥穗　熟地黄　白术（以上各六分）　当归身　升麻（以上各一钱）

上件为细末。每服二三钱，清米饮汤调下，食前。

【语译】

当归和血散，主治痢疾、湿毒便血。

【方解】

方用川芎、当归、熟地以养血活血，青皮理气导滞，槐花、荆芥穗、升麻以升清气而止泻，又能止血，白术以健脾祛湿。整体以理气和血为主，"行血则便脓自愈"，"调气则后重自除"。

诃梨勒丸

治休息痢，昼夜无度，腥臭不可近，脐腹撮痛，诸药不效。

诃子（五钱，去核称）　椿根白皮（一两）　母丁香（三十个）

上为细末，醋面糊丸，如梧桐子大。每服五十丸，陈米饭汤入醋少许送下。五更，三日三服效①。

①五更，三日三服效：《济生拔萃》作"日三"。

【语译】

诃梨勒丸治疗痢疾时止时发，久久不愈者，又名休息痢。可见痢疾下利无度，大便腥臭难闻，病人脐下、小腹急近疼痛，各种药物无效者，用此方治疗。

【方解】

方用诃子（又名诃梨勒）、椿根白皮收涩止泻，母丁香温中散寒而止痛。制成糊丸，在五更时（凌晨三到五点）以陈米汤加少许醋送服，服用三日有效。

泻痢四方比较

白术安胃散	圣饼子	当归和血散	诃梨勒丸
治一切泻痢，无问脓血相杂，里急窘痛，日夜无度	治泻痢赤白，脐腹撮痛，久不愈者	治肠澼下血，湿毒下血	治休息痢，昼夜无度，腥臭不可近，脐腹撮痛，诸药不效
五味子、乌梅、车前子、茯苓、白术、米谷	黄丹、硫黄、陀僧、轻粉、定粉	川芎、青皮、槐花、荆芥穗、熟地黄、白术、当归身、升麻	诃子、椿根白皮、母丁香
收涩利湿	攻毒杀虫止泻	行气和血	温中涩肠

十四、脾胃损在调饮食适寒温

《十四难》曰：损其脾者，调其饮食，适其寒温。又云：夫脾、胃、大肠、小肠、三焦、膀胱，仓廪之本，营之所居，名曰器，能化糟粕，转味而出入者也[1]。若饮食，热无灼灼，寒无怆怆，寒温中适，故气将持，乃不致邪僻[2]。或饮食失节，寒温不适，所生之病，或溏泄无度，或心下痞闷，腹胁膜胀，口失滋味，四肢困倦，皆伤于脾胃所致而然也。肠胃为市，无物不受，无物不入，若风、寒、暑、湿、燥，一气偏胜，亦能伤脾损胃，观证用药者，宜详审焉。

脾胃
（右关所主，其脉缓）
如得

沉细脉	涩脉	缓脉	洪脉	弦脉
寒邪所伤。益黄散，养胃丸，理中丸，理中汤，如寒甚加附子。甘热之剂，皆可用之。	燥热所伤。异功散加当归，四君子汤加熟地黄。或甘温甘润之剂，皆可用之。	本经太过，湿邪所伤。平胃散加白术、茯苓，五苓散。或除湿渗淡之剂，皆可用之。	热邪所伤。三黄丸、泻黄散、调胃承气汤。或甘寒之剂，皆可用之。	风邪所伤。甘草芍药汤、黄芪建中汤之类。或甘酸之剂，皆可用之。

①语出《素问·六节藏象论》，有出入。
②语出《灵枢·师传》，有出入。

【语译】《难经·十四难》说，脾胃损伤的治疗，要调和其饮食，寒温要适宜。《素问·六节藏象论》说，脾、胃、大肠、小肠、三焦、膀胱，是水谷储存的脏腑，称之为"仓廪之本"，又是转化营血产生之处，如同有形之器具，能够转化糟粕，化生营养，有出有入。《灵枢·师传》也说，饮食时不能过热过凉，寒温适中，则中气功能正常，不致生病。

如果饮食失去节制，冷热不适，脾胃受损，就会溏泄无度，或者心下痞闷，腹部、胁肋胀满，口中没有滋味，四肢困倦。肠胃就像人类社会的交易市场一样，无物不入，无物不出，若六气之风、寒、暑、湿、燥等任一气出现偏胜，就能损伤脾胃。临床辨证用药，应当详细审察。

右关（脾胃部）见脉用药法

弦	洪	缓	涩	沉细
风邪所伤	热邪所伤	本经太过，湿邪所伤	燥热所伤	寒邪所伤
甘草芍药汤、黄芪建中汤之类	三黄丸、泻黄散、调胃承气汤	平胃散加白术、茯苓，五苓散	异功散加当归，四君子汤加熟地黄	益黄散，养胃丸，理中丸，理中汤，如寒甚加附子
或甘酸之剂，皆可用之	或甘寒之剂，皆可用之	或除湿渗淡之剂，皆可用之	或甘温甘润之剂，皆可用之	甘热之剂，皆可用之

胃风汤

治大人小儿，风冷乘虚，入客肠胃，水谷不化，泄泻注下，腹胁虚满，肠鸣疠痛；及胃肠湿毒，下如豆汁，或下瘀血，日夜无度，并宜服之。

人参（去芦）　白茯苓（去皮）　芎䓖　桂（去粗皮）　当归（去苗）　白芍药　白术（以上各等分）

上为粗散，每服二钱。以水一大盏，入粟米数百余粒，同煎至七分，去渣，稍热服，空心，食前。小儿量力减之。

【语译】

胃风汤，治疗风冷邪气侵犯肠胃，致使水谷不化，泄泻如注，腹胁部胀满而虚，肠鸣腹痛。又治疗胃肠中有湿毒，大便泄下如同豆汁，或便血，昼夜不止。

【方解】

方用人参大补元气，又用白术、茯苓以健脾而祛湿止泻；白芍柔肝护脾，能止腹痛，又合当归、川芎以养血和血；桂皮以温中而通利血脉。诸药合用，以调气行血，又兼补气、温中，以治风冷入中而肠胃气血失和者。

三黄丸

治丈夫、妇人三焦积热。上焦有热，攻冲眼目赤肿，头项肿痛，口舌生疮；中焦有热，心膈烦躁，不美饮食；下焦有热，小便赤涩，大便秘结。五脏俱热，即生痈、疮、痍[①]。及治五般痔疾，肛门肿痛，或下鲜血。

黄连（去芦）　黄芩（去芦）　大黄（以上各一两）

上为细末，炼蜜为丸，如梧桐子大。每服三十丸，用熟

---

① 痍（yí）：创伤。

水吞下；如脏腑壅实，加服丸数。小儿积热，亦①宜服之。

【语译】

三黄丸，治疗男女内热积滞于三焦。上焦有热，则攻冲头面，可见目肿、头项肿痛，口舌生疮。中焦有热，则胃脘、心胸烦躁，饮食无味。下焦有热，则小便色赤而涩滞，大便干结。五脏都有积热，则生痈、疮、痍等各种皮肤病变，以及各种痔疮、肛门肿痛，有时还会便下鲜血。

白术散

治虚热而渴。

人参（去芦）　白术　木香　白茯苓（去皮）　藿香叶（去土）　甘草（炒。以上各一两）　干葛（二两）

上件为粗末，每服三钱至五钱。水一盏，煎至五分，温服。如饮水者，多煎与之，无时服。如不能食而渴，洁古先师倍加葛根；如能食而渴，白虎汤加人参服之。

【语译】

白术散，治疗因脾胃亏虚、水湿不化而致口渴者。

【方解】

方用人参、白术、甘草以健脾而补中焦元气，茯苓、木香、藿香以理气化湿，葛根以升清气而止渴。如果不能饮食而口渴，先师洁古老人就会倍用葛根；如果能食而口渴，就用白虎汤

---

① 亦：底本无，据《济生拔萃》补。

加人参以益气清热生津。

加减平胃散

治脾胃不和，不思饮食，心腹胁肋，胀满刺痛，口苦无味，胸满气短，呕哕恶心，噫气吞酸，面色萎黄，肌体瘦弱，怠惰嗜卧，体重节痛，常多自利，或发霍乱，及五噎[①]、八痞[②]、膈气、反胃。

甘草（锉，炒，二两）　厚朴（去粗皮，姜制炒香）　陈皮（去白。以上各三两二钱）　苍术（去粗皮，米泔浸，五两）

上为细末，每服二钱。水一盏，入生姜三片，干枣二枚，同煎至七分，去渣，温服。或去姜、枣，带热服，空心、食前。入盐一捻，沸汤点服亦得。常服调气暖胃，化宿食，消痰饮，辟风寒冷湿，四时非节之气。

如小便赤涩，加白茯苓、泽泻；如米谷不化，食饮多伤，加枳实；如胸中气不快，心下痞气，加枳壳、木香；如脾胃困弱，不思饮食，加黄芪、人参；如心下痞闷，腹胀者，加厚朴，甘草减半；如遇夏，则加炒黄芩；如遇雨水湿润时，加茯苓、泽泻；如遇有痰涎，加半夏、陈皮。凡加时，除苍术、厚朴外，依例加之，如一服五钱，有痰加半夏五分；如嗽，饮食减少，脉弦细，加当归、黄芪；如脉洪大缓，加黄芩、黄连；如大便硬，

---

①五噎：病证名，包括噫气、忧噎、食噎、劳噎、思噎。
②八痞：《诸病源候论》云"痞者，塞也，言腑脏痞塞不宣通也"，"其名有八，故云八痞"，"而方家不的显其证状"，"亦不说八痞之名也"。

加大黄三钱，芒硝二钱，先嚼麸炒桃仁烂，以药送下。

【语译】

加减平胃散，治疗脾胃不和，不思饮食，心胸、腹部、胁肋胀满刺痛，口苦，口中无味，胸满气短，呕吐恶心，打嗝，吞酸水；面色萎黄，肌体瘦弱，身体困倦乏力，只想卧床，身体困重，关节疼痛；经常腹泻，或者上吐下泻。又治疗噎嗝（五噎、膈气）、痞气、反胃等病。此药常服，能调气暖胃，化宿食，消痰饮，排除风、寒、湿、冷等气，以及四时不正之气。凡加味时，除苍术、厚朴之外，依下面的常规加味，比如每一服用五钱，有痰时加半夏五分。

平胃散加减法

小便赤涩	米谷不化，食饮多伤	胸中气不快，心下痞气	脾胃困弱，不思饮食	心下痞闷，腹胀	遇夏
加白茯苓、泽泻	加枳实	加枳壳、木香	加黄芪、人参	加厚朴，甘草减半	加炒黄芩
遇雨水湿润时	遇有痰涎	有痰	如嗽，饮食减少，脉弦细	如脉洪大缓	如大便硬
加茯苓、泽泻	加半夏、陈皮	加半夏五分	加当归、黄芪	加黄芩、黄连	加大黄、芒硝、桃仁

散滞气汤

治因忧气结，中脘腹皮底微痛，心下痞满，不思饮食，虽食不散，常常有痞气。

当归身（二分）　陈皮（三分）　柴胡（四分）　炙甘草（一

钱）　半夏（一钱五分）　生姜（五片）　红花（少许）

上件锉如麻豆大，都和一服。水二盏，煎至一盏，去渣，稍热服，食前。忌湿面、酒。

【语译】

散滞气汤，治疗因为忧思而气结，腹皮下胃脘微痛，心口部位满闷，不思饮食，或者即使吃饭也不能消化，经常结聚于腹内者。

【方解】

方用柴胡疏肝理气，又能推陈致新，加当归、红花养血活血疏肝；半夏、生姜、陈皮以理胃气而消痰湿，甘草益胃而调和诸药。以治因忧思而肝气郁结、横克脾土、痰湿阻滞者。

通幽汤

治幽门不通，上冲，吸门不开，噎塞，气不得上下，治在幽门闭，大便难。此脾胃初受热中，多有此证，名之曰下脘不通。

桃仁泥　红花（以上各一分）　生地黄　熟地黄（以上各五分）当归身　炙甘草　升麻（以上各一钱）

上㕮咀，都作一服。水二大盏，煎至一盏，去渣，稍热服之，食前。

【语译】

通幽汤，治疗幽门不通而上冲，吸门（会厌）不开而噎塞，导致气不能上不能下，治疗时要注意幽门闭塞、大便艰难这两点。此病在脾胃受热时多见，主要病机在下脘（幽门）不通，故以通幽汤治疗。

【方解】

方用生地清胃热，生津液，以润燥结；熟地、当归以养血润燥；桃仁、红花化瘀通便；升麻升清而开会厌，炙甘草益胃而调和诸药。本方以养阴润燥为主，兼以清热、化瘀、通便，以治燥结而幽门不通者。

润肠丸

治饮食劳倦，大便秘涩，或干燥，闭塞不通，全不思食，及风结、血秘，皆能闭塞也。润燥和血疏风，自然通利也。

大黄（去皮）　当归梢　羌活（以上各五钱）　桃仁（汤浸，去皮尖，一两）　麻子仁（去皮取仁，一两二钱五分）

上除桃仁、麻仁另研如泥外，捣罗为细末，炼蜜为丸，如梧桐子大。每服五十丸，空心用白汤送下。

【语译】

润肠丸，治疗饮食不节、劳倦过度，大便涩滞不畅，有时干燥而不通，不思食物。其他方面如风热、血瘀都能导致大便闭塞。以润燥和血疏风之法，自能通利。

【方解】

方用大黄清热泄下，羌活以祛风而升阳，当归尾、桃仁以活血通便，麻子仁以润肠通便。诸药合用，以治因风、热、燥、瘀而便秘不通者。

导气除燥汤

治饮食劳倦，而小便闭塞不通，乃血涩致气不通而窍涩也。

滑石（炒黄）　茯苓（去皮，以上各二钱）　知母（细锉，酒洗）　泽泻（以上各三钱）　黄柏（去皮，四钱，酒洗）

上㕮咀。每服半两，水二盏，煎至一盏，去渣，稍热服，空心。如急，不拘时候。

【语译】

导气除燥汤，治疗饮食不节、劳倦过度，导致小便闭塞不通，这是因为血气涩滞而气机不畅所致。

【方解】

方用黄柏、知母降湿热而生肾水，茯苓、泽泻、滑石通利水道而祛湿。热降而气行，湿去而肾水生，肾水生而燥除，故名导气除燥汤。

丁香茱萸汤

治胃虚呕哕吐逆，膈咽不通。

干生姜　黄柏（以上各二分）　丁香　炙甘草　柴胡　橘皮　半夏（以上各五分）　升麻（七分）　吴茱萸　草豆蔻　黄芪　人参（以上各一钱）　当归身（一钱五分）　苍术（二钱）

上件锉如麻豆大，每服半两。水二盏，煎至一盏，去渣，稍热服，食前。忌冷物。

【语译】

本方治疗胃气虚弱，呕吐恶心，咽下困难。

【方解】

方用黄芪、人参、炙甘草以补胃气之虚弱，当归通利营血；干生姜、半夏以和胃止呕，丁香、吴茱萸以温中止逆，橘皮、草豆蔻、苍术以祛胃中湿浊；柴胡、升麻升清气，黄柏降湿热。诸药合用，以补脾和胃为主，有升有降，以治胃虚而上逆者。

草豆蔻丸

治脾胃虚而心火乘之，不能滋荣上焦元气，遇冬肾与膀胱之寒水旺时，子能令母实，致肺金大肠相辅而来克心乘脾胃，此大复其仇也。经云"大胜必大复"，故皮毛血脉分肉之间，元气已绝于外，又大寒大燥二气并乘之，则苦恶风寒，耳鸣，及腰背相引胸中而痛，鼻息不通，不闻香臭，额寒脑痛，目时眩，目不欲开。腹中为寒水反乘，痰唾沃沫，食入反出，腹中常痛，及心胃痛，胁下急缩，有时而痛，腹不能努，大便多泻而少秘，下气不绝，或肠鸣，此脾胃虚之极也。胸中气乱，心烦不安，而为霍乱之渐。膈咽不通，噎塞，极则有声，喘喝闭塞。或日阳中，或暖房内稍缓，口吸风寒则复作。四肢厥逆，身体沉重，不能转侧，头不可以回顾，小便溲而时躁。此药主秋冬寒凉大复气之药也。

泽泻（一分，小便数减半） 柴胡（二分或四分，须详胁痛多少用） 神曲 姜黄（以上各四分） 当归身 生甘草 熟甘草 青皮（以上各六分） 桃仁（汤洗，去皮尖，七分） 白僵蚕 吴茱萸（汤洗去苦烈味，焙干） 益智仁 黄芪 陈皮 人参（以上各八分） 半夏（一钱，汤洗七次） 草豆蔻仁（一钱四分，面裹烧，面熟为度，去皮用仁） 麦芽面（炒黄，一钱五分）

上件一十八味，同为细末，桃仁另研如泥，再同细末一处研匀，汤浸蒸饼为丸，如梧桐子大。每服三五十丸，熟白汤送下，旋斟酌多少。

【语译】

草豆蔻丸，治疗脾胃亏虚而心火旺盛，因而上焦元气不能受脾胃清阳滋养。至冬天肾与膀胱因时令相助而旺盛，又因"子能令母实"，肾水旺则其母肺金与大肠亦旺，金气旺则又乘克心火。这就是脾土受压制时其子肺金来

草豆蔻方阵图

	吴茱萸、益智仁、草豆蔻		
柴胡、白僵蚕	黄芪、人参、炙甘草	神曲、麦芽面、青皮、陈皮、半夏	泽泻
当归、桃仁、姜黄			

"复仇"的意思啊，也就是《内经》所说的"大胜必大复"啊。

因脾胃虚弱，不能滋养皮毛血脉肌肉，是元气已经衰竭

于外；加之肾水之大寒、肺金之大燥同时乘袭，则恶风寒，耳鸣，腰背牵引胸中疼痛，鼻塞不通，不闻香臭，前额及头痛，时有眩晕，眼不能睁。

腹中因寒水旺而上乘，则多咳吐痰涎，食入易吐，腹中经常疼痛，心胸胃脘疼痛，胁下紧迫感，时有疼痛，腹部不能用力，大便多溏泄而少有便秘，排气多，或有肠鸣。这是脾胃亏虚到极点的表现。

病人还表现为胸中气乱而心烦不安，时间久了恐发为上吐下泻之霍乱。咽下不畅，时有噫气呃逆，气喘痰鸣。有时因晴天暖和，有时因房内温暖，症状就会缓解，但一呼吸风、寒冷空气则又复发。四肢手足冷，身体沉重，不能转侧，头不能回顾，小便时有恶寒怕冷感。此方主治秋冬季节寒凉之气"报复"心火克脾之证。

【方解】

方用黄芪、人参、炙甘草以补脾胃元气，当归、桃仁、姜黄通利营血；神曲、麦芽面、青皮、陈皮、半夏消食行气而理肺胃之痰湿气滞；吴茱萸、益智仁、草豆蔻温中止泻而制肾寒；柴胡、白僵蚕、生甘草轻清上浮而助阳气升浮，又清浮热；泽泻淡渗而利湿浊下行。此方有补脾肺元气、消胃肠湿浊、温中散寒之功，又有升降之用，以治脾胃亏而水谷不化，痰湿寒停滞肠胃，气机不畅，营卫气血不能外达皮毛而受风寒者。

神圣复气汤

治复气乘冬，足太阳寒气，足少阴肾水之旺。子能令母实，手太阴肺实，反来侮土，火木受邪。腰背胸膈闭塞，疼痛，善嚏，口中涎，目中泣，鼻中流浊涕不止，或如瘜肉，不闻香臭，咳嗽痰沫，上热如火，下寒如冰。头作阵痛，目中流火，视物䁾䁾，耳鸣耳聋，头并口鼻，或恶风寒，喜日阳，夜卧不安，常觉痰塞，膈咽不通，口失味，两胁缩急而痛，牙齿动摇，不能嚼物，阴汗出，前阴冷，行步欹侧，起居艰难，掌中寒，风痹麻木，小便数而昼多夜频，而欠，气短喘喝，少气不足以息，卒遗失无度。妇人白带，阴户中大痛，牵心而痛，黧黑失色；男子控睾牵心腹，阴阴而痛，面如赭色，食少，大小便不调，烦心霍乱，逆气里急而腹，皮色白，后出余气，腹不能努，或肠鸣，膝下筋急，肩胛大痛，此皆寒水来复，火土之杂也。

黑附子（炮裹，去皮脐） 干姜（炮，为末，以上各三分）防风（锉如豆大） 郁李仁（汤浸去皮尖，另研如泥） 人参（以上各五分） 当归身（酒洗，六分） 半夏（汤泡七次） 升麻（锉，以上各七分） 甘草（锉） 藁本（以上各八分） 柴胡（锉如豆大） 羌活（锉如豆大，以上各一钱） 白葵花（五朵，去心细剪入）

上件药都一服，水五盏，煎至二盏。入：橘皮（五分） 草豆蔻仁（面裹烧熟，去皮） 黄芪（以上各一钱）

上件入在内，再煎至一盏，再入下项药：生地黄（二分酒洗）　黄柏（酒浸）　黄连（酒浸）　枳壳（以上各三分）

以上四味，预一日另用新水浸。

又以：细辛（二分）　川芎（细末）　蔓荆子（以上各三分）

预一日用新水半大盏，分作二处浸。此三味并黄柏等煎正药作一大盏，不去渣，入此浸者药，再上火煎至一大盏，去渣，稍热服，空心。

又能治啮颊、啮唇、啮舌，舌根强硬等证，如神。忌肉汤，宜食肉，不助经络中火邪也。大抵肾并膀胱经中有寒，元气不足者，皆宜服之。

【语译】

神圣复气汤，治疗心火过旺而寒水之气借冬季之助而"报复"心火，肾水之寒又助肺金之凉，金水旺反而乘克脾土，则心火与脾土俱受金水寒凉之邪气。表现为腰背胸膈闭塞而疼痛，好打喷嚏，口中多涎，目中多泪，鼻中流浊涕不止，或者鼻生息肉，不闻香臭，咳嗽吐痰，上热如火，下寒如冰。

病人还可见头部经常疼痛，眼中有灼热感，视物昏花不清，耳鸣耳聋，头面部位恶风寒而喜温暖。夜间睡眠不安，经常觉得有痰阻塞而下咽不畅，口中无味，两胁紧迫疼痛，牙齿动摇，不能嚼物，阴囊多汗，前阴少腹冷，行走不正，起居艰难。手掌觉寒，四肢风痹麻木，小便不论昼夜次数增多，时常打哈欠，气短少而呼吸艰难，严重时二便失禁。

妇女白带，前阴疼痛剧烈，心胸牵引疼痛，面色黧黑。男性睾丸疼痛，牵引心腹疼痛，面色红黄如赭，饮食少，二便不调，心烦，上吐下泻，里急腹痛，腹皮色白，排气多，

神圣复气汤方阵图

	生地、黄柏、黄连		
防风、升麻、柴胡、藁本、蔓荆子、羌活、细辛	人参、黄芪	半夏、橘皮、枳壳	白葵花、郁李仁
川芎、当归			
	附子、干姜、草豆蔻		

腹部不敢用力，或有肠鸣，膝下筋急，肩胛疼痛剧烈。这些都是寒水来复，土湿与火热夹杂为病。

本方还能治疗夜间咬牙、咬唇、咬舌，舌根强硬等证，效果如神。服用时忌肉汤，宜食肉，以防止助经络中火热。大体上肾与膀胱经有寒，元气不足，都可以服用。

【方解】

方用附子、干姜、草豆蔻温肾散寒，祛逐阴寒，又能止泻；人参、黄芪、当归补脾胃元气而益气血；防风、升麻、柴胡、藁本、蔓荆子、羌活、细辛、川芎活通经络、升清阳而止头痛；半夏、橘皮、枳壳和胃理滞；生地、黄柏、黄连清心火之上炎；白葵花、郁李仁通利二便。本方以大辛大热、祛逐寒水为主，兼以补脾理胃，发阳气，清心火，利二便，治上焦脾胃不足、上热下寒之证。

十五、脾胃将理法

白粥、粳米、绿豆、小豆、盐豉之类，皆淡渗利小便，
且小便数不可更利，况大泻阳气，反行阴道。切禁湿面，如
食之觉快，勿禁。

【语译】

脾胃亏虚时的调理，要注意用白粥、粳米、绿豆、小豆、
盐豉之类，都有淡渗利小便的作用。如果小便频数不要用此
类渗利食材，这会损伤人体阳气，下行阴分。一定不要食用
面食，但若用后反觉舒畅者，就不需禁忌。

药中不可服泽泻、猪苓、茯苓、灯心、琥珀、通草、木
通、滑石之类，皆行阴道，而泻阳道也。如渴，如小便不利，
或闭塞不通则服，得利勿再服。

【语译】

用药时不可用泽泻、猪苓、茯苓、灯心草、琥珀、通草、
木通、滑石等渗利下行的药物，这些药物下行且易伤阳气之
上行。如果患者口渴而小便不利或闭塞不通，则可用之，但
通利后就要停服。

忌大咸，助火邪而泻肾水真阴；及大辛味，蒜、韭、五辣、醋、大料物、官桂、干姜之类，皆伤元气。

【语译】

口味忌太咸，太咸则助心火而泻肾水之真阴；辛辣刺激之味，如蒜、韭、五辛、醋、大料、官桂、干姜之类，都易伤元气。

若服升沉之药，先一日将理，次日腹空服，服毕更宜将理十日；先三日尤甚，不然则反害也。

【语译】

如果服用升浮或沉降之药，当提前一日调理饮食，次日空腹时服药，服药后十日内仍要注意饮食。若能提前三日调理更好，否则服药反而对人体有害。

夫诸病四时用药之法，不问所病，或温或凉，或热或寒，如春时有疾，于所用药内加清凉风药；夏月有疾，加大寒之药；秋月有疾，加温气药；冬月有疾，加大热之药，是不绝生化之源也。钱仲阳①医小儿，深得此理。《内经》"必先岁气，毋伐天和，是为至治"，又曰"无违时，无伐化"，又曰"无伐生生之气"，皆此常道也。用药之法，若反其常道，而变

---

①钱仲阳：宋代名医钱乙，字仲阳。

生异证，则当从权施治。假令病患饮酒，或过食寒，或过食热，皆可以增病。如此，则以权衡应变治之。权变之药，岂可常用乎。

【语译】

各种疾病要根据四时季节而用药，不论何病，寒热温凉之药随时加味。如果在春季则在药内加用清凉祛风之药，夏季之病则当于药中加大寒之药，秋季则加温性药物，冬季则加大热之药，这样是为了不伤害人体生生化化的根本。北宋儿科名医钱乙最为通晓此理。《内经》说要根据年度、季节而用药，不违背天人合一的准则，是治病的最高境界。又说，不要违背时令，不要伤人体气化，还说不要伤害人体的生机。这些都是要遵守的治病准则。

用药时如果违背常道，则会变生异证，此时又要从权而施治。又如病人嗜酒，或多用寒凉食物，或过服热食，也会增重病情，因此也要从权而变通。临证用药要有权变，不能死守常规。

十六、摄养

忌浴当风。汗当风，须以手摩汗孔合，方许见风，必无中风中寒之疾。

遇卒风暴寒，衣服不能御者，则宜争努周身之气以当之，气弱不能御者病。

如衣薄而气短，则添衣，于无风处居止；气尚短，则以沸汤一碗熏其口鼻，即不短也。

如久居高屋，或天寒阴湿所遏，令气短者，亦如前法熏之。

如居周密小室，或大热而处寒凉，气短则出就风日。

【语译】

摄养时要注意以下事项。

不要沐浴后受风。汗出受风，要用手反复摩擦汗孔，使汗孔闭合后方能见风，这样就不会有中风、中寒之病。

突然遭遇大风大寒，衣服单薄不能抵御，则要运动身体使肌肉紧张而产热御寒，但体质弱者仍难免受病。

如果衣服单薄而又气短，则要增添衣服，在无风处活动。如果仍然气短，可以用一碗热汤熏其口鼻，即不气短。

如果长期居住于高屋，或天气寒冷，被阴寒之气闭遏卫阳而气短者，也可以用上面的方法熏鼻。

如果居住于通风差、较为密闭的小房间，或者因过热而久处于寒凉之地，出现气短时就要出门到通风、阳光处暂居。

凡气短，皆宜食滋味汤饮，令胃调和。

或大热能食而渴，喜寒饮，当从权以饮之，然不可耽嗜。如冬寒喜热物，亦依时暂食。

夜不安寝，衾厚热壅故也，当急去之，仍拭汗；或薄而不安，即加之，睡自稳也。饥而睡不安，则宜少食；饱而睡不安，则少行坐。

遇天气更改，风寒阴晦，宜预避之。

大抵宜温暖，避风寒，省语，少劳役为上。

【语译】

凡气短的病人，饮食要味美而营养丰富，并易于吸收，这样脾胃就会调和。

有病人内有大热而口渴，喜好饮冷，可以从权而用，但不能长期这样做。如是冬季天冷而喜好热食，也可顺从。

夜间不能安然入眠，可能是因为衣被过厚、过热所致，应快快去除，擦去身上的汗。反之因寒而不安者，也要赶紧加衣被，睡眠自安。因过饥而睡不安者，则宜少食。因饱而睡不安稳，则当适当活动。

遇到天气变化，风寒、阴雨，则当预先做好添加衣被的准备。

大体而言，要以温暖为主，避开风寒，少言语，少劳作，这是脾胃虚弱病人要注意的事项。

十七、远欲

名与身孰亲，身与货孰多？以隋侯之珠，弹千仞之雀，世必笑之[1]，何取之轻而弃之重耶！残躯六十有五，耳目半失于视听，百脉沸腾而烦心，身如众派漂流，瞑目则魂如浪去。神气衰于前日，饮食减于曩时，但应人事，病皆弥甚。以己之所有，岂止隋侯之珠哉！安于淡薄，少思寡欲，省语以养气，不妄作劳以养形，虚心以维神，寿夭得失，安之于数。得丧既轻，血气自然谐和，邪无所容，病安增剧？苟能持此，亦庶几于道，可谓得其真趣矣。

【语译】

名利、财富与健康哪个更重要呢？用隋侯之宝珠，当作弹丸去弹鸟雀，以重求轻，则为世人嘲笑。但我们对健康与名利的关系为何反而分辨不清呢？

我现在年龄已经六十五岁了，但耳目视听减退大半，血脉沸腾而心烦，身体感觉就像随波逐流，闭目就会做梦如魂随浪去。精神远不如以前，食量减少，只能迁延岁月，应付人事，尽自己的努力而已，但病情仍然渐渐加重。现在才明白，

---

①典出《庄子·让王》：今且有人于此，以隋侯之珠，弹千仞之雀，世必笑之。是何也？则其所用者重，而所要者轻也。

身体的重要性，又岂是隋侯的宝珠所能比得上的。

　　饮食应当安于淡薄，少思少想，减少欲望，少言少语以养气，不轻易过于劳累以养形体，虚其心志而维护神气。至于寿命长短，则乐天安命。不患得患失，则气血自和，邪气无处可容，病情又如何能加剧呢？只要能做到上面几点，也差不多能合乎养生之道了，可谓得到了养生的真趣啊。

十八、省言箴

气乃神之祖，精乃气之子。气者，精神之根蒂也。大矣哉！积气以成精，积精以全神，必清必静，御之以道，可以为天人矣。有道者能之，予何人哉，切宜省言而已。

【语译】

气是神的本源，精为气所化生，所以气是精神的根本。要注意啊！积气就能成精，聚精就能保全神，心要静而神要清，以道统御心神，则可以为天人。只有有道的人才能做到，我心虽向往而不能做到，只是记下此箴言，以少言语以养气而已。

后　序

　　黄帝著《内经》，其忧天下后世，可谓厚且至矣。秦越人述《难经》以证之。伤寒为病最大，仲景广而论之，为万世法。至于内伤脾胃之病，诸书虽有其说，略而未详，我东垣先生，作《内外伤辨》①《脾胃论》以补之。先生尝阅《内经》所论，四时皆以养胃气为本，宗气之道，纳谷为宝。盖饮食入胃，游溢精气，上输于脾，脾气散精，上归于肺，冲和百脉，颐养神明，利关节，通九窍，滋志意者也。或因饮食失节，起居不时，妄作劳役，及喜怒悲愉，伤胃之元气，使营运之气减削，不能输精皮毛经络，故诸邪乘虚而入，则痰动于体，而成痼疾，致真气弥然而内消也。病之所起，初受热中，心火乘脾，末传寒中，肾水反来侮土，乃立初中末三治，及君臣佐使之制，经禁病禁时禁之则，使学人知此病，用此药，因心会通，溯流得源，远溯轩岐，吻合无间。善乎！鲁齐先生之言曰：东垣先生之学，医之王道也！观此书则可见矣。

　　　　　　　　至元丙子三月上巳日门生罗天益谨序

---

① 《内外伤辨》：即《内外伤辨惑论》。